T0216141

Ratgeber Schmerzmittel

Andreas Schwarzer ·
Christoph Maier

Ratgeber Schmerzmittel

Substanzen, Indikationen, Nebenwirkungen

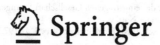

Springer

Andreas Schwarzer
Abteilung für Schmerzmedizin
Berufsgenossenschaftliches
Universitätsklinikum
Bergmannsheil gGmbH
Bochum, Deutschland

Christoph Maier
Ruhr-Universität
Bochum, Deutschland

ISBN 978-3-662-64576-5   ISBN 978-3-662-64577-2   (eBook)
https://doi.org/10.1007/978-3-662-64577-2

Die Deutsche Nationalbibliothek verzeichnet diese Publikation in der Deutschen Nationalbibliografie; detaillierte bibliografische Daten sind im Internet über http:// dnb.d-nb.de abrufbar.

© Der/die Herausgeber bzw. der/die Autor(en), exklusiv lizenziert an Springer-Verlag GmbH, DE, ein Teil von Springer Nature 2022
Das Werk einschließlich aller seiner Teile ist urheberrechtlich geschützt. Jede Verwertung, die nicht ausdrücklich vom Urheberrechtsgesetz zugelassen ist, bedarf der vorherigen Zustimmung des Verlags. Das gilt insbesondere für Vervielfältigungen, Bearbeitungen, Übersetzungen, Mikroverfilmungen und die Einspeicherung und Verarbeitung in elektronischen Systemen.
Die Wiedergabe von allgemein beschreibenden Bezeichnungen, Marken, Unternehmensnamen etc. in diesem Werk bedeutet nicht, dass diese frei durch jedermann benutzt werden dürfen. Die Berechtigung zur Benutzung unterliegt, auch ohne gesonderten Hinweis hierzu, den Regeln des Markenrechts. Die Rechte des jeweiligen Zeicheninhabers sind zu beachten.
Der Verlag, die Autoren und die Herausgeber gehen davon aus, dass die Angaben und Informationen in diesem Werk zum Zeitpunkt der Veröffentlichung vollständig und korrekt sind. Weder der Verlag, noch die Autoren oder die Herausgeber übernehmen, ausdrücklich oder implizit, Gewähr für den Inhalt des Werkes, etwaige Fehler oder Äußerungen. Der Verlag bleibt im Hinblick auf geografische Zuordnungen und Gebietsbezeichnungen in veröffentlichten Karten und Institutionsadressen neutral.

Covermotiv: Olena Svechkova/stock.adobe.com

Umschlaggestaltung: DeBlik, Berlin
Planung/Lektorat: Anna Krätz
Springer ist ein Imprint der eingetragenen Gesellschaft Springer-Verlag GmbH, DE und ist ein Teil von Springer Nature.
Die Anschrift der Gesellschaft ist: Heidelberger Platz 3, 14197 Berlin, Germany

Vorwort

Sie haben Schmerzen und Ihr Arzt hat Ihnen schmerzlindernde Medikamente verschrieben? Vielleicht kaufen Sie auch öfter Schmerzmittel, die man rezeptfrei erwerben kann? Vielleicht möchten Sie auch wissen, warum Ihr Arzt Ihnen bestimmte Medikamente verschreibt oder worauf Sie selbst achten können, wenn Sie Schmerzmittel einnehmen? Vielleicht haben Sie auch Angst, von diesen Medikamenten abhängig zu werden – gerade wenn es sich um stark wirksame Mittel wie Morphium oder Cannabis handelt? Oder Sie haben Angst, dass Ihre Verkehrstüchtigkeit durch Schmerzen oder Schmerzmittel beeinträchtigt ist?

Dann ist dieses Buch für Sie gedacht. Es wendet sich an alle Menschen, die Schmerzmittel benötigen oder sich über diese informieren möchten. Unser Buch erklärt den Nutzen verschiedener Medikamente, aber auch deren Risiken. Unsere Ausführungen basieren auf den derzeit bekannten wissenschaftlichen Daten und zudem ist unsere jahrzehntelange schmerzmedizinische Erfahrung in dieses Buch eingeflossen.

Sie können dieses Buch als Nachschlagewerk nutzen, wenn Sie gezielt nach bestimmten Medikamenten suchen oder andere konkrete Fragen zu Schmerzmitteln haben. Sie können es aber auch lesen, um sich einen umfassenden Überblick über das Thema „Schmerzen und Schmerzmittel" zu verschaffen. Um beiden Gruppen von Lesern gerecht zu werden, waren Wiederholungen an manchen Stellen unvermeidlich.

Schmerzmittel sind wirksame Substanzen, die auch Nebenwirkungen haben. Bemerkt der Arzt oder der Patient diese rechtzeitig, sind sie in der Regel gut beherrschbar. Wir möchten Sie dabei unterstützen, dass Sie die für Sie geeigneten Schmerzmittel erkennen und möglichst ohne Risiko einnehmen können.

Bochum   Andreas Schwarzer
Oktober 2022   Christoph Maier

Inhaltsverzeichnis

Verzeichnis der Schmerzmittel
Wirkstoff (bekannte Handelsnamen)

Über die Autoren

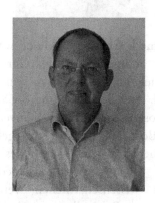

Herr Dr. med. Dr. phil. Andreas Schwarzer ist Facharzt für Anästhesiologie und Dipl.-Psychologe mit den Zusatzbezeichnungen spezielle Schmerztherapie und Palliativmedizin. Er war Assistenz- und Facharzt an den Universitätskliniken Bochum und Bonn. Seit 2005 arbeitet er als Ltd. Oberarzt – seit 2018 als Ltd. Arzt (komm.) – in der Abteilung für Schmerzmedizin des Berufsgenossenschaftlichen Universitätsklinikums Bergmannsheil Bochum.

Herr Schwarzer hat an zahlreichen wissenschaftlichen Veröffentlichungen und Büchern mitgewirkt und ist Mitautor der „Leitlinie für die ärztliche Begutachtung von Menschen mit chronischen Schmerzen".

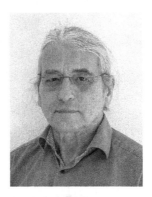

Herr Prof. Dr. med. Christoph Maier war von 1986 bis 1999 Leiter der Schmerzklinik der Christian-Albrechts-Universität in Kiel. Von 1999 bis zu seiner Emeritierung 2018 war er Ltd. Arzt der Abteilung für Schmerzmedizin des Berufsgenossenschaftlichen Universitätsklinikums Bergmannsheil Bochum. Er ist Herausgeber und Autor mehrerer Fachbücher, darunter auch des Lehrbuchs der Schmerzmedizin, sowie Mitautor verschiedener Leitlinien und zahlreicher wissenschaftlichen Veröffentlichungen unter anderem zur Behandlung und Diagnostik von Nervenschmerzen.

1

Wie entstehen Schmerzen?

1.1 Schmerzen sind ein Sinneseindruck

Schmerzen entstehen durch eine drohende oder bereits eingetretene Gewebeschädigung. Dieser Schaden kann durch unterschiedliche Ursachen ausgelöst werden. Hierzu zählen äußere Einflüsse (z. B. Hitze), Entzündungen oder auch Sauerstoffmangel als Folge einer Verletzung oder Erkrankung. In diesen Fällen produziert der Organismus im verletzten Gewebe Substanzen, die Nervenimpulse auslösen und auf diesem Weg die Information an das Gehirn weiterleiten. Nicht nur eine wirkliche Verletzung kann Schmerzen auslösen, sondern auch die Erwartung einer körperlichen Schädigung. Der Übergang zwischen körperlich begründbaren und seelisch erklärbaren Schmerzen ist dabei fließend. Es gibt Experimente, die diese Zusammenhänge beschreiben: So klagten beispielsweise Personen

© Der/die Autor(en), exklusiv lizenziert an Springer-Verlag GmbH, DE, ein Teil von Springer Nature 2022
A. Schwarzer und C. Maier, *Ratgeber Schmerzmittel*,
https://doi.org/10.1007/978-3-662-64577-2_1

über Nackenschmerzen, denen nur vorgetäuscht wurde, an einem Auffahrunfall beteiligt gewesen zu sein. Diese Schmerzen erklären sich aus dem Zusammenspiel von körperlichen und seelischen Reaktionen, in diesem Beispiel aus der schmerzhaften Muskelanspannung und der Angst vor dem Aufprall.

> Das Schmerzempfinden ist biologisch wichtig, denn der Schmerz hat eine Warnfunktion, die uns signalisiert, die erkrankte Körperregion ruhig zu stellen, um so die Heilung zu beschleunigen.

1.2 Vom Reiz zur Schmerzwahrnehmung

Schmerzen werden erst als bewusste Empfindung wahrgenommen, wenn die Information im Gehirn registriert wird. Zunächst werden in der Haut oder in den inneren Organen so genannte Rezeptoren – das sind besonders empfindliche Nervenendigungen – erregt. Es gibt eine Vielzahl verschiedener Rezeptoren, zum Beispiel für Hitze, für Berührungs- oder für Druckreize. Nach ihrer Aktivierung erfolgt die Reizweiterleitung über die Nerven in das Rückenmark. Schmerzreize werden dort „bevorzugt", gleichsam mit besonderer Alarmstufe, weitergeleitet und dann im Gehirn verarbeitet. Dort entscheidet sich, wie wir den Schmerz bewerten, ob wir ihn ignorieren können (z. B. beim Sport), ob wir ihn „aushalten" oder ob der Schmerz uns auch seelisch beeinträchtigt, weil er zusätzlich Ängste auslöst. Erst jetzt nehmen wir den Reiz als Schmerz wahr und reagieren darauf. Mit jedem schmerzhaften Reiz wiederholt sich dieser Prozess.

1.3 Schmerzsensibilisierung, Adaption und Chronifizierung

Bei sehr starken, andauernden Schmerzreizen reagieren die beteiligten Nervenzellen im weiteren Verlauf schon auf geringere Reize und werden also immer empfindlicher. Diesen Vorgang nennt man Sensibilisierung. Den umgekehrten Vorgang, bei dem das Gehirn lernt, Schmerzreize zu ignorieren oder weniger stark wahrzunehmen, nennt man Anpassung oder Adaption.

Sowohl die Adaption als auch die Sensibilisierung kennt man aus dem Alltag. So wird – bei der Adaption – sehr warmes Badewasser nach wenigen Minuten nicht mehr als unangenehm empfunden. Als Folge der Sensibilisierung ist diese natürliche Anpassung gestört: Nach einem Sonnenbrand löst sogar angenehm temperiertes Wasser Schmerzen aus.

Die Sensibilisierung ist eigentlich eine nützliche Reaktion, da sie dem Schutz des Körpers dient und zu einer angemessenen Antwort auf den Schmerz führt, z. B. durch Ruhigstellung. Je länger die Rezeptoren jedoch erregt werden und je stärker folglich die Schmerzen sind, desto mehr Gehirn- und Rückenmarkregionen werden beteiligt. Zudem werden weitere Rezeptoren – die so genannten schlafenden Rezeptoren – oder solche, die im Normalfall nur für Berührungsreize zuständig sind, aktiviert. In dieser Situation empfindet ein Patient auch in Ruhe Schmerzen, also auch dann, wenn keine äußeren Reize mehr auftreten.

Dieser Prozess einer ausufernden Sensibilisierung kann der Beginn von chronischen Schmerzen sein. Allmählich ändert sich die Wahrnehmung der Schmerzen und sie können bestehen bleiben, unabhängig von der vormaligen Ursache: Der Schmerz verliert seine anfängliche Warnfunktion und kann zu einem eigenständigen Problem werden. Dann spricht man von chronischen Schmerzen.

Das ist kein zwangläufiger Prozess. Die meisten Menschen verlieren ihre Schmerzen wieder, z. B. verschwindet der Hüftschmerz nach einer erfolgreichen Operation. Auch Rheuma-bedingte Schmerzen verlieren sich bei wirksamer Therapie der Erkrankung. Bei anderen Schmerzen, z. B. nach einer Nervenverletzung oder -erkrankung, bei denen die Ursache nicht beseitigt werden kann, sind chronische Verläufe häufiger, betreffen aber auch nicht alle Erkrankten in gleicher Weise.

Das Risiko für eine dauerhafte Sensibilisierung ist erhöht bei sehr starken, langanhaltenden Schmerzen, nach erfolglosen Therapieversuchen aber auch bei starken psychischen Belastungen in der Vorgeschichte.

Um diese Entwicklung wieder rückgängig zu machen – also gleichsam als Therapie – versucht man mit Medikamenten und anderen Verfahren solche ausufernden Fehlreaktionen des Gehirns zu dämpfen oder diesen entgegenzuwirken. Zu diesen anderen Verfahren zählen z. B. Krankengymnastik, Ergotherapie und psychotherapeutische Maßnahmen. Auf diese Weise werden die körperlichen und seelischen Fähigkeiten zur Schmerzunterdrückung wieder gestärkt, die jeder Mensch eigentlich hat.

> Der Schmerz verliert seine eigentliche Warnfunktion, wenn er chronisch wird.

1.4 Schmerzarten

Ärzte unterscheiden im Wesentlichen zwei Schmerzarten: Schmerzen bei Gewebeverletzungen und Nervenschmerzen. Bei Gewebeschmerzen wirken schmerzauslösende Reize auf das Gewebe ein, wie z. B. bei Verletzungen, Sauerstoffmangel oder Entzündungen. Diese Schmerzen nennt man nozizeptive Schmerzen, weil hier der Schmerz zu Beginn durch Reizung der Schmerzrezeptoren (= Nozizeptor) im Gewebe ausgelöst wird. Nervenschmerzen werden durch ein defektes schmerzleitendes System, z. B. in Folge von Nervenerkrankungen oder -verletzungen, hervorgerufen. Das kann eine Erkrankung oder Verletzung einzelner oder vieler Nerven, des Rückenmarks oder des Gehirns sein. Die verschiedenen Schmerzformen unterscheiden sich im Regelfall auch in ihren typischen Symptomen.

Der Vollständigkeit halber sei erwähnt, dass es neben diesen beiden Schmerzarten in dem neuen Klassifikationssystem auch eine dritte Gruppe von Schmerzen gibt, die als noziplastische Schmerzen – früherer Ausdruck: funktionelle Schmerzformen – bezeichnet werden. Hierunter versteht man Schmerzen, die oft mit diffusen den ganzen Körper betreffenden Schmerzen verbunden sind.

> Die Unterteilung in Nervenschmerzen und andere Schmerzarten ist wichtig, weil die Behandlung von Nervenschmerzen mit üblichen Schmerzmitteln oftmals unbefriedigend bleibt, so dass hier auf andere Substanzen zurückgegriffen werden muss.

1.4.1 Gewebeschmerzen

Gewebeschmerzen setzten ein intaktes Schmerzleitsystem voraus und zeigen eine große Symptomvielfalt. Entzündungsschmerzen (z. B. Zahnschmerzen) sind oftmals pochend und verursachen ein typisches Wärmegefühl. Herzschmerzen gehen mit einer charakteristischen Ausstrahlung in die linke Schulter, Luftnot, starken Angstgefühlen und einem Druckgefühl in der Brust einher. Eingeweideschmerzen sind je nach ihrer Ursache entweder dumpf/drückend oder treten in Form von sogenannten Koliken anfallartig und mit wellenartig zunehmender Schmerzintensität auf.

1.4.2 Nervenschmerzen

Wenn das schmerzverarbeitende System, also das Nervensystem (Nerven, Rückenmark und Gehirn), jedoch selbst durch Erkrankungen oder Verletzung geschädigt ist, können Nervenschmerzen (Fachausdruck: „neuropathische Schmerzen") entstehen. Hier führen Fehlimpulse aus dem Körper oder Impulsverarbeitungsstörungen im Gehirn zu Zuständen, die von unserem Bewusstsein als schmerzhaft (miss-)verstanden werden.

> Es ist für den Arzt sehr wichtig, dass Sie ihm die einzelnen Symptome beschreiben und zwischen Schmerzen und weiteren, eher unangenehmen Begleitsymptomen unterscheiden. Das hilft bei der Diagnose und vermindert so das Risiko einer falschen Therapie.

Nervenschmerzen äußern sich anders als Gewebeschmerzen: Die Betroffenen berichten zum Beispiel von brennenden oder einschießenden Schmerzen. Ursache kann eine Gürtelrose sein oder eine Erkrankung vieler

Nerven (Polyneuropathie), die z. B. in Folge eines Diabetes mellitus auftreten kann. Auch Virusinfektionen können Nerven- oder Muskelschmerzen auslösen, z. B. die Erreger des Pfeifferschen Drüsenfiebers, aber auch alle Grippeviren und bei einem Teil der Menschen auch die Coronaviren. Diese oft als Gliederschmerzen imponierenden Beschwerden verschwinden meistens innerhalb von Wochen, nur wenn wie bei HI-Viren die Nerven bleibend geschädigt werden, ist hier mit chronischen Schmerzen zu rechnen.

Ein bekanntes Beispiel für Nervenschmerzen sind Phantomschmerzen: Hier verspürt der Patient nach einer Amputation weiterhin Schmerzen in der nicht mehr vorhandenen Gliedmaße. Auch die Schmerzen nach einem Schlaganfall oder nach einer Nervenverletzung gehören in diese Gruppe.

Nervenschmerzen sind oft mit sehr belastenden Missempfindungen verbunden. Diese können als Ameisenlaufen, als schraubstockartig oder als pelzig beschrieben werden, manchmal tritt auch ein quälender Juckreiz auf. Typisch für Nervenschmerzen ist, dass sie bisweilen nur (oder zusätzlich) als Attacken auftreten, also als schmerzhafte, manchmal nur Sekunden andauernde »Blitze« wie z. B. bei der Trigeminusneuralgie. Eine weitere Besonderheit von Nervenschmerzen ist, dass neben den Dauer- und Attackenschmerzen, die ohne äußeren Anlass auftreten können, auch Berührungen oder leichte Temperaturänderungen Schmerzen auslösen können (Fachausdruck: Hyperalgesie oder Allodynie). Bereits die Berührung mit der Bettdecke oder ein leichter Kältehauch können als schmerzhaft empfunden werden. Die genaue Störung kann heute sehr gut in speziellen Laboren ermittelt werden, in denen eine Quantitative Sensorische Testung (QST) durchgeführt wird.

Häufig sind Mischformen beider genannter Schmerzarten: Wenn ein Patient beispielsweise Knieschmerzen aufgrund seiner chronischen Arthrose hat („Gelenkverschleiß"), können sich nach einem Schlaganfall seine Beschwerden im Knie verstärken. Dieses liegt dann nicht an dem Fortschreiten der Arthrose des Kniegelenkes, sondern ist Folge einer zusätzlichen Verarbeitungsstörung im Gehirn nach dem Schlaganfall.

1.4.3 Noziplastische Schmerzen

Bei dieser Art von Schmerzen findet sich weder eine Gewebeschädigung noch eine Nervenschädigung, z. B. bei der Fibromyalgie. Auch unter Experten ist umstritten, ob sich es hierbei um eine primär körperliche bedingte Erkrankung handelt. Dennoch ist unbestritten, dass auch diese Patienten unter realen und nicht etwa eingebildeten Schmerzen leiden.

1.5   Seelische Erkrankungen und Schmerzen

Seelische Störungen, insbesondere die Schwermut (Depression), Angst und Panikerkrankungen, aber auch andere psychosomatische Störungen gehen überdurchschnittlich häufig mit chronischen Schmerzen einher. In manchen Fällen ist die Schmerzursache teilweise körperlich erklärbar, aber erst die psychische Verfassung des Patienten lässt die Schwere der Beschwerden und auch das Ausmaß der damit entstehenden Persönlichkeits- und Verhaltensveränderung verständlich werden.

Es gibt jedoch auch andere, vermutlich überwiegend nur seelisch begründbare Schmerzzustände: Diese nennt der

Arzt oder Psychologe „schmerzhafte Somatisierungsstörung" oder „somatoforme Schmerzstörung". Sie sind für den Patienten selbst qualvoll und haben nichts mit Simulation oder Einbildung zu tun. Typischerweise sind diese Beschwerden mit einem Wechsel der Schmerzorte verbunden, d. h. die Betroffenen klagen abwechselnd über Muskelschmerzen am Bein oder am Arm und manchmal wandern die Schmerzen auch durch den Körper.

Solche Schmerzzustände können auch ein erster Warnhinweis auf eine Depression sein, die früh erkannt, besser behandelt werden kann. Wenn ein solcher Zusammenhang übersehen wird, weist die Krankengeschichte der Patienten nicht selten eine Vielzahl von letztlich überflüssigen körperlichen und apparativen Untersuchungen auf, bei denen häufig seltene Krankheiten vermutet, aber nie gefunden werden. Dieser Prozess kann für den Patienten gefährlich werden: Eine fachgemäße Behandlung der psychischen Erkrankung unterbleibt, stattdessen werden immer wieder sehr seltene oder „exotische", d. h. medizinisch nicht nachvollziehbare Krankheiten unterstellt. Solche Hilfsdiagnosen wie „Multiallergiesyndrom", „Weichteilrheumatismus" oder auch Neuroborreliose sind in so einem Zusammenhang häufig genannte, aber selten zutreffende Diagnosen. Wenn sich diese nicht erhärten lassen, wechseln ratlose Patienten bisweilen zu fragwürdigen privaten diagnostischen Instituten, bei denen dann manchmal ein vermeintlicher „Nachweis" gelingt.

Manche Ärzte und Patienten unterliegen auch heute noch einem wissenschaftlich nicht mehr begründbaren Schwarz-Weiß-Denken: Sie denken schlicht, ein Schmerz hat entweder eine körperliche oder seelische Ursache. Aber gerade bei chronischen Schmerzen sind oftmals beide Ursachen vertreten – die einzelnen Patienten und Krankheitsbilder unterscheiden sich nur in der jeweiligen Gewichtung der körperlichen und seelischen Ursachen. Seelisch bedingter Schmerz hat nichts mit „Anstellerei" oder Simulation zu tun. Simulation bedeutet, dass ein Mensch bewusst und mit Absicht eine Krankheit vortäuscht, obwohl er gar keinen Leidensdruck hat. Bei seelisch bedingten Schmerzen ist es andersherum: Die Betroffenen leiden oftmals sogar stärker an ihren Schmerzen als jene, bei denen die Ursache der Beschwerden klar geworden ist. Unsicherheit ist hier ein Schmerzverstärker.

Die Diagnose einer psychischen Störung kann nicht deshalb gestellt werden, weil ein Arzt keine körperliche Ursache findet. Die Art der psychischen Störung muss genauso sorgfältig diagnostiziert werden wie eine körperliche Erkrankung.

Je bedeutsamer die seelische Störung für die jeweiligen Schmerzen ist, umso weniger helfen Schmerzmittel! Wenn dann die Dosis dieser Medikamente weiter erhöht wird, nehmen nur die Nebenwirkungen zu. Ein gefährlicher Teufelskreis kann beginnen.

1.6   Chronische Schmerzen

Man unterscheidet akute, d. h. in der Regel weniger als 3–6 Monate andauernde Schmerzen, von chronischen Schmerzen – also solchen, die länger bestehen; der Übergang ist natürlich fließend. Es gibt eine Reihe von Krankheiten, die mit Schmerzen verbunden sind, die Jahrzehnte anhalten. So ist zum Beispiel die Migräne eine chronische Erkrankung mit eindeutig auch chronisch – also wiederholt – auftretenden

Schmerzen, die zumindest bei guter Behandlung in der Regel nur an wenigen Tagen im Jahr oder im Monat in Erscheinung treten. Ähnlich ist es beim Gelenkverschleiß (Arthrose) oder auch bei verschiedenen Rückenerkrankungen bei denen sich schmerzhafte Phasen mit solchen ohne Schmerzen abwechseln.

Diese Unterscheidung zwischen akuten und chronischen Schmerzen ist somit relativ künstlich, und auch die Behandlungsprinzipien sind oftmals sehr ähnlich, da die Therapie immer von der Ursache der Schmerzen, den Begleitumständen und der Lebenssituation eines Betroffenen abhängig ist.

Bei chronischen Schmerzen ist es aber für den Arzt und den Betroffenen besonders wichtig, die voraussichtliche Dauer der Beschwerden bei den Therapieüberlegungen und der Auswahl der Medikamente zu beachten. So ist zum Beispiel die Gefährlichkeit von entzündungshemmenden Präparaten außer bei bestimmten begleitenden Erkrankungen bei kurzfristiger Anwendung gering; bei mehrjähriger Anwendung können diese jedoch zu schweren Organschäden führen. Daher muss eine Schmerztherapie für eine chronische Krankheit so geplant werden, dass auch bei langfristiger Behandlung die Risiken möglichst gering bleiben.

1.6.1 Chronifizierte Schmerzen

Chronifizierung von Schmerzen ist ein neuerer Begriff in der Medizin, mit dem die Loslösung länger bestehender Schmerzen von der eigentlichen Grundkrankheit beschrieben wird. Der Schmerz bestimmt jetzt das Leben der Betroffenen und schränkt die körperlichen und seelischen Fähigkeiten erheblich ein. So ist zum Beispiel der Schlaf gestört und die körperliche sowie geistige Leistungsfähigkeit beeinträchtigt.

Dieser Prozess beschränkt sich nicht nur auf biologische Vorgänge, wie zum Beispiel die Sensibilisierung im Nervensystem. Auch psychische und soziale Folgen tragen erheblich zur Beeinträchtigung der Lebensqualität bei. Der Schmerz wird zum Lebensinhalt. Die sozialen Kontakte zu Partnern, zur Familie, zu Freunden und auch die beruflichen Aktivitäten werden zunehmend eingeschränkt. In dieser Situation können sonst wirksame Schmerzmittel allein nicht mehr ausreichend helfen, weil die dadurch ausgelöste Schmerzlinderung durch die zuvor aufgetretenen Veränderungen der Persönlichkeit kaum noch als nützlich empfunden wird.

> Bei chronifizierten Schmerzen darf sich die Schmerztherapie nicht auf Medikamente beschränken. Hier sollten ärztliche, physiotherapeutische und psychologische Verfahren kombiniert werden.

1.6.2 Schmerzgedächtnis

Auch das Schmerzgedächtnis ist ein neuer Begriff, der fälschlicherweise oft mit Chronifizierung gleichgesetzt wird. Manche Menschen befürchten sogar, dass ein zu starker und zu lange anhaltender Schmerz unumkehrbare Veränderungen im Gehirn hervorruft – dass also ein Schmerzgedächtnis entsteht, welches möglicherweise nicht mehr zu löschen ist.

Das ist eine falsche Vorstellung: Unser Gehirn speichert alle Informationen – angenehme ebenso wie unangenehme. Dadurch ändert sich auch das Gehirn, aber die Mehrzahl dieser Schmerzfolgen im Gehirn wird sich bei wirksamer Therapie wieder normalisieren.

2

Schmerzerkrankungen

2.1 Kopfschmerzen

2.1.1 Migräne

Schmerzbeschreibung
Zumeist nur an einzelnen Tagen auftretender, oft heftiger
einseitiger Kopfschmerz mit typischen Begleitsymptomen
(z. B. Erbrechen, Aura).

Hinweise zur Schmerztherapie
Behandlung mit Migränemedikamenten nach Anwei-
sungen des Arztes. Ggf. medikamentöse Prophylaxe.

© Der/die Autor(en), exklusiv lizenziert an Springer-Verlag
GmbH, DE, ein Teil von Springer Nature 2022
A. Schwarzer und C. Maier, *Ratgeber Schmerzmittel*,
https://doi.org/10.1007/978-3-662-64577-2_2

2.1.2 Spannungskopfschmerzen

Schmerzbeschreibung
Eher beidseitiger drückender Dauerkopfschmerz (hauben-artig) oft auf mehrere Tage beschränkt, geringe Begleit-beschwerden, dennoch nicht selten starke Belastung.

Hinweise zur Schmerztherapie
Im Regelfall keine medikamentöse Therapie, keine Opioide (evtl. Antidepressiva), besser lokal anwend-bare Substanzen wie Pfefferminzöl erproben. Vorsicht bei regelmäßiger Einnahme von Schmerzmitteln – wenn diese mehr als 10–15 × im Monat eingenommen werden, unbedingt zum Arzt gehen.

2.1.3 Durch Schmerzmittel ausgelöste Kopfschmerzen

Schmerzbeschreibung
Entsteht durch zumeist langjährige Einnahme von Schmerz- oder Migränemitteln (häufigere Einnahme als 10–15 × im Monat); fast immer ein Dauerkopfschmerz, der die eigentliche Kopfschmerzerkrankung überlagert.

Hinweise zur Schmerztherapie
Behandlung durch den Arzt: Zunächst Entzugsbehandlung und dann Neueinstellung der Kopfschmerztherapie (falls notwendig). Keine Opioide! Psychotherapie zur Rückfall-prophylaxe ist oft sinnvoll.

2.2 Rückenschmerzen

2.2.1 Lokale, nicht ausstrahlende Rückenschmerzen

Schmerzbeschreibung
Rückenschmerzen gehören zu den häufigsten Schmerzformen. (Oder - wenn es von dem Umbruch geht - zu den häufigsten Schmerzen). Die körperliche Ursache kann radiologisch nicht immer nachvollzogen werden. Die Schmerzintensität kann hoch sein.

Hinweise zur Schmerztherapie
Die Therapieoptionen sind von Schweregrad und Verlauf abhängig. Die Grunderkrankung sollte soweit wie möglich behandelt und weiteren Rückenproblemen durch präventive Maßnahmen vorgebeugt werden (Krankengymnastik, sportliche Betätigung, Gewichtsreduktion). Bettruhe ist zu vermeiden.

Bei chronischen Verläufen ist die Teilnahme an von Ärzten, Psychologen und Physiotherapeuten geleiteten Rückengruppen empfehlenswert. Die Schmerzmedikation ist abhängig von der Ursache; Opioide nur in Ausnahmefällen.

2.2.2 Ausstrahlende Rückenschmerzen

2.2.2.1 Nervenbezogene, ausstrahlende Rückenschmerzen (sog. Radikulopathien)

Schmerzbeschreibung
Wenn die Schmerzausstrahlung dem Versorgungsbereich einer bestimmten Nervenwurzel entspricht, spricht man

von radikulären (lateinisch Radix: die Wurzel) Schmerzen. Erkrankungen des Rückenmarks oder der Rückenmarkwurzeln (zum Beispiel bei einem Bandscheibenvorfall) führen zu typischen ausstrahlenden Schmerzen im Versorgungsgebiet der jeweiligen Nerven. Viel häufiger sind aber Schmerzen mit Ausstrahlung in das Gesäß, die Beine, den Nacken, die Schulter oder auch die Arme, die nicht auf einer Nervenwurzelreizung beruhen. Diese Unterscheidung muss der Arzt treffen, weil die Therapie unterschiedlich sein kann (s. Abschn. 2.2.2.2).

Hinweise zur Schmerztherapie
Basistherapie ist hier (außer im Akutfall) eine angepasste Physiotherapie sowie entzündungshemmende Substanzen. In manchen Fällen sind Medikamente gegen neuropathische Schmerzen sinnvoll und in schweren Akutfällen können Kortisoninjektionen helfen.

2.2.2.2 Nicht nervenbezogene, ausstrahlende Rückenschmerzen

Schmerzbeschreibung
Die Ausstrahlung dieser Schmerzen in Oberarme oder Gesäß und Oberschenkel orientiert sich nicht an dem Versorgungsgebiet einer bestimmten Nervenwurzel (nicht radikulär) – die weitaus häufigere Form der ausstrahlenden Rückenschmerzen.

Diese Rückenschmerzen rühren nicht von einer Nervenschädigung, sondern können auch das Ergebnis von Fehlhaltungen, z. B. im Kreuzdarmbeingelenk (Iliosakralgelenk, ISG), oder auch durch muskuläre Schmerzsyndrome bedingt sein. Radiologische Befunde sind selten hilfreich, manualtherapeutische Untersuchungen können oft eine Erklärung bringen.

Hinweise zur Schmerztherapie
Die Behandlungsprinzipien entsprechen denen bei nicht ausstrahlendem Rückenschmerz, eine adäquate Physiotherapie ist fast immer der Schlüssel zum Erfolg. Medikamente sind nur vorübergehend sinnvoll.

2.3 Gelenkschmerzen

2.3.1 Arthroseschmerzen („schmerzhafter Gelenkverschleiß")

Schmerzbeschreibung
Je nach Krankheitsstadium in Ruhe mäßiger oder nur bei Belastung als Folge chronischer Veränderungen des Gewebes auftretender Schmerz, dann allerdings bis hin zu heftigem Akutschmerz in und um das betroffene Gelenk hinaus. Bei guter Behandlung kann sich die akute Symptomatik oft wieder zurückbilden.

Hinweise zur Schmerztherapie
Die Grunderkrankung sollte zuerst behandelt werden; physikalische Verfahren sind zu bevorzugen. Eine Prävention durch Sport und Krankengymnastik ist möglich, Analgetika sollten nur vorübergehend, also im „Schub", eingesetzt werden. Opioide sind sehr selten angezeigt.

2.3.2 Entzündliche Gelenkschmerzen

Zum Beispiel bei Rheumatoider Arthritis, bei Gelenkentzündungen durch Infektionen, bei Schuppenflechte (Psoriasis) und anderen ähnlichen Erkrankungen.

Schmerzbeschreibung
Das Beschwerdebild ähnelt dem der Arthrose, häufig sind viele Gelenke symmetrisch betroffen. Die Diagnose erfolgt durch Rheumatologen.

Hinweise zur Schmerztherapie
Entscheidend ist die Basisbehandlung der Erkrankung durch den Rheumatologen, ergänzend oder zur Überbrückung kann eine Schmerztherapie wie bei Arthrose erfolgen.

2.4 Muskelschmerzen

2.4.1 Chronische Muskel-, Sehnen- und Kapselschmerzen

Schmerzbeschreibung
Sie treten häufig in Verbindung mit Gelenkschmerzen auf. Eine genaue Diagnostik ist erforderlich (Orthopädie, Rheumatologie).

Hinweise zur Schmerztherapie
Die Grundregeln der Behandlung sind wie bei der Arthrose.

2.4.2 Muskelschmerzen bei Allgemein- oder Nervenerkrankungen

Schmerzbeschreibung
Muskelschmerzen als Symptom erfordern stets eine entsprechende Diagnostik. Sie können auf einer Muskelerkrankung beruhen, aber auch im Rahmen von anderen

Erkrankungen (z. B. bei rheumatischen Erkrankungen, bei der Polymyalgia rheumatica, bei Muskelschmerzen im Rahmen eines Morbus Parkinson oder einer Multiplen Sklerose) auftreten. Sie können unter Umständen mit einer Spastik oder mit Muskelkrämpfen verbunden sein, seltener sind es schmerzhafte, nicht von der Willkürkontrolle abhängige Verkrampfungen z. B. der Hand oder des Halses (sogenannte Dystonien: Schreibkrampf, Tortikollis). Die Diagnose ist stets durch einen Neurologen zu sichern.

Hinweise zur Schmerztherapie

Solange eine fachneurologische oder rheumatologische Therapie möglich ist, ist die Schmerztherapie immer nur Begleittherapie. Opioide können bei schweren Fällen sinnvoll sein, bisweilen helfen aber auch spezifische muskelkrampflösende Medikamente. Bei einer Dystonie kann Botulinumtoxin (Injektion) helfen; gegen Spastik gibt es spezielle Medikamente.

2.4.3 Fibromyalgie

Schmerzbeschreibung

Eine viele Muskelgruppen umfassende allgemeine Schmerzhaftigkeit (besonders auf Druck), die oft mit einer starken psychischen Beeinträchtigung wie Ermattung, Schwäche, Antriebslosigkeit und vielen Missempfindungen verbunden ist. Die Ursache ist unbekannt.

Hinweise zur Schmerztherapie

Schmerzmittel sind weniger wirksam als körperliche Aktivierung z. B. durch Sport. Opioide sind nicht angezeigt; ggf. helfen Antidepressiva.

2.5 Schmerzen bei Durchblutungsstörungen

2.5.1 Schmerzhafte Durchblutungsstörungen der Hände oder Beine

Beispielsweise bei arterieller Verschlusskrankheit („Raucherbein") oder chronischen Geschwüren bei Durchblutungsmangel.

Schmerzbeschreibung
In Abhängigkeit vom Krankheitsverlauf entweder Schmerzen nur bei längerem Gehen (so genannte „Schaufensterkrankheit"). Nachtbetonter Schmerz auch in Ruhe, Besserung beim Herabhängen des Beines, oft unerträglicher Schweregrad.

Hinweise zur Schmerztherapie
Schmerztherapie dient zur Überbrückung bis eine Behandlung der Grunderkrankung (Verbesserung der Durchblutung) möglich ist. Vorbeugende Maßnahmen sind sehr wichtig (Rauchen aufhören, Diabeteseinstellung). Bei nicht mehr heilbaren Zustände sind vor allem Opioide geeignet. Zusätzlich gibt es weiter Therapiemöglichkeiten.

2.5.2 Angina pectoris

Schmerzbeschreibung
Durchblutungsstörung der Herzkranzgefäße. Typischerweise in die linke Schulter (oder in den Unterkiefer oder Bauch) ausstrahlender Schmerz, oft mit starken Angst- und Vernichtungsgefühlen (Diagnosestellung durch Kardiologen).

Hinweise zur Schmerztherapie
Immer Behandlung der Grundkrankheit. Zur Überbrückung ist eine Schmerztherapie sinnvoll, z. B. TENS, Opioide und andere Schmerzmittel. Bei schwerer Angina pectoris ist die rückenmarknahe Elektrostimulation (SCS) wirksam.

2.6 Nervenschmerzen

2.6.1 Schmerzhafte Polyneuropathie (PNP)

Schmerzbeschreibung
Missempfindungen, die meist in den Füßen oder Unterschenkeln beginnen – nur bei einem Teil der Patienten schmerzhaft. Oftmals als Folge einer langjährigen Zuckererkrankung, eines verstärkten Alkoholkonsums oder aus unbekannten Gründen im höheren Alter auftretend. Geht oft einher mit Stand- und Gangunsicherheit (Achtung: Sturzgefahr).

Hinweise zur Schmerztherapie
Im Vordergrund steht die medikamentöse Behandlung der Schmerzen: meist mit einer Kombination aus Antidepressiva, Antikonvulsiva und ggf. Opioiden; zudem Behandlung der Grunderkrankung.

2.6.2 Trigeminusneuralgie (TGN)

Schmerzbeschreibung
Einschießende, attackenförmige Schmerzen im Gesicht, streng einseitig, ggf. ausgelöst durch Essen, Trinken, Zähneputzen oder Wind/Kälte. Oftmals spontan auftretende längere (teils Monate andauernde) Symptomfreiheit.

Hinweise zur Schmerztherapie
Schmerzmittel der ersten Wahl: Carbamazepin; sonst Kombination von Antidepressiva und Antikonvulsiva. Bei erfolgloser medikamentöser Behandlung ist je nach MRT-Befund eine Operation (Jannetta-Operation) angezeigt.

2.6.3 Deafferenzierungsschmerzen (z. B. Phantomschmerzen)

Schmerzbeschreibung
Schmerzen nach einer Amputation in dem nicht mehr vorhandenen Körperteil. Schmerzen nach einem Schlaganfall.

Hinweise zur Schmerztherapie.
Medikamentöse Behandlung: s. o.; zudem Physio- und Ergotherapie (z. B. Spiegeltherapie).

2.6.4 Postzosterneuralgie (Schmerzen bei oder nach einer Gürtelrose)

Schmerzbeschreibung
Schmerzen im Ausbreitungsgebiet der Hautveränderungen bei oder nach einer Gürtelrose – teils auch nach Abheilung der Hautveränderungen vor allem bei älteren Menschen fortbestehend.

Hinweise zur Schmerztherapie
Medikamentöse Behandlung: s. o.; zudem Anwendung lokaler Maßnahmen, wie z. B. lokale Betäubungsmittel (Lidocain Pflaster), Botulinumtoxin.

2.7   Krebsschmerzen

Schmerzbeschreibung
Gerade in einem fortgeschrittenen Krankheitsstadium einer Krebserkrankung, nach einer Chemotherapie oder einer Bestrahlung liegt oftmals eine Mischung aus Gewebe- und Nervenschmerzen vor.

Hinweise zur Schmerztherapie
Einsatz von stark wirksamen Opioiden in Kombination mit Metamizol, NSAR, Antidepressiva und Antikonvulsiva (s. auch WHO-Stufenschema).

3

Schmerzmedikamente

3.1 Was sind Schmerzmittel und wie werden sie eingenommen?

Schmerzmittel (Fachausdruck: Analgetika) wirken auf unterschiedliche Weise. Es existieren verschiedene Wirkstoffe mit z. T. unterschiedlicher Art der Freisetzung im Organismus (z. B. schnell oder langsam freigesetzt). Wie immer gibt es für die jeweiligen Wirkstoffe eine Vielzahl von unterschiedlichen Handelsnamen.

Die Wirkstoffe können je nach Wirkmechanismus bzw. nach ihrem Angriffsort im Nervensystem oder in anderen Geweben in Gruppen zusammengefasst werden:

- Nicht-Opioide: Zu dieser Gruppe gehören Medikamente wie Paracetamol, Metamizol und alle entzündungshemmenden Substanzen – die Nichtsteroidalen

© Der/die Autor(en), exklusiv lizenziert an Springer-Verlag GmbH, DE, ein Teil von Springer Nature 2022
A. Schwarzer und C. Maier, *Ratgeber Schmerzmittel*,
https://doi.org/10.1007/978-3-662-64577-2_3

Antirheumatika (NSAR), beispielsweise Ibuprofen, Diclofenac, die Coxibe aber auch die Acetylsalicylsäure (ASS) in höherer Dosis.

- Opioide: In dieser Gruppe werden Morphium und ähnliche Medikamente (z. B. Oxycodon, Hydromorphon, Tapentadol, Tilidin und auch Tramadol) zusammengefasst.
- Ko-Analgetika: Vor allem bei Nervenschmerzen wirken Ko-Analgetika schmerzlindernd. Es sind zumeist Medikamente, die auch bei neurologischen Erkrankungen (Epilepsie, Depression) eingesetzt werden. Hierzu gehören bestimmte Antikonvulsiva (Medikamente gegen Krampfleiden, z. B. Gabapentin, Pregabalin) und ausgesuchte Antidepressiva (z. B. Amitriptylin, Duloxetin). Ko-Analgetika werden alleine oder zusammen mit anderen Schmerzmitteln gegeben.

Weiterhin lassen sich noch die nur bei Kopfschmerzen eingesetzten Medikamente (Triptane) und die Cannabinoide in größere Medikamentengruppen zusammenfassen.

3.1.1 Allgemeine Empfehlungen für die Einnahme von Schmerzmitteln

Schmerzmittel sind in der heutigen Zeit für die meisten Menschen unverzichtbar. Schmerzen können Krankheiten verschlimmern oder die Gesundung erschweren. Starke Brust- oder Bauchschmerzen nach einer Operation oder einem Unfall erschweren die Atmung und erhöhen das Risiko für Lungenentzündungen. Rücken- und Gelenkschmerzen können die Inaktivität und damit die Neigung zum Übergewicht verstärken, wodurch wiederum Rücken und Gelenke noch mehr belastet werden.

Schmerzmittel heilen keine Krankheiten, sondern lindern die Symptome. Wenn keine Schmerzen (mehr) da sind, sollten sie nicht eingenommen werden. Ausnahmen sind bestimmte Medikamente, die bei der Migräne und wenigen anderen Kopfschmerzformen prophylaktisch, also vorbeugend eingenommen werden können. Wenn z. B. nach einer Operation Schmerzmittel für Tage oder Wochen notwendig sind, sollten Sie diese einnehmen. Wenn aber die Schmerzen nicht mehr stark sind, sollten Sie sie absetzen oder dies mit dem Hausarzt absprechen. Das gleiche gilt für Schmerzen nach Unfällen oder Verletzungen.

> Kein Schmerzmittel ist – zumindest auf Dauer – ungefährlich.

Bei chronischen, also dauerhaft anhaltenden oder regelmäßig wiederkehrenden Schmerzen haben sich folgende 10 Regeln für die Einnahme von Schmerzmitteln bewährt:

1. Nehmen Sie nur wirksame Schmerzmittel ein. Ob ein Medikament ihre Schmerzen lindert, können letztlich nur Sie entscheiden. Bei einigen Substanzen (z. B. Antidepressiva) kann es einige Wochen dauern, bis Sie die Wirkung merken, bei anderen muss evtl. die Dosis angepasst oder eine Kombination mit anderen versucht werden.

2. Setzen Sie – in Absprache mit Ihrer Ärztin/Ihrem Arzt – unwirksame Medikamente ab. Unwirksame Medikamente haben keinen Nutzen, können aber trotzdem Nebenwirkungen auslösen.

3. Versuchen Sie – in Absprache mit Ihrer Ärztin/Ihrem Arzt – die geringste, gerade noch gut wirksame Dosis zu finden. Bisweilen braucht man zu Beginn der

Therapie höhere Dosierungen als später, also versuchen Sie evtl. später die Dosis zu verringern.

4. Prüfen Sie ca. 3 Monaten nach Therapiebeginn in Absprache mit Ihrer Ärztin/Ihrem Arzt, ob Sie das Schmerzmittel versuchsweise auslassen können. Bei Gelenkschmerzen können sich z.b. Perioden ausgeprägten Schmerzempfindens mit langen Zeiten abwechseln, in denen keine Schmerzmittel nötig sind. Physiotherapie und sonstige Behandlungen können ebenfalls den Bedarf vermindern. Nutzen Sie das.

5. Sobald die Schmerzmittel wirken, sollten Sie ihre alltäglichen und beruflichen Tätigkeiten wieder aufnehmen. Treiben Sie Sport nach Ihren Möglichkeiten und Neigungen, bewegen Sie sich so viel wie möglich. Wenn das aufgrund von Nebenwirkungen der Schmerzmittel nicht gehen sollte, sind es vermutlich nicht die richtigen Medikamente oder sie sind zu hoch dosiert.

6. Achten Sie auf Nebenwirkungen und besprechen sie diese mit Ihrem Arzt. Bisweilen gibt es dafür eine sinnvolle Therapie (z. B. bei Verstopfung durch Opioide), in anderen Fällen sollte man, wenn möglich die Substanz oder das Handelspräparat wechseln.

7. Nehmen Sie keine rezeptfreien Schmerzmittel länger als 7–10 Tage ein, ohne den behandelnden Arzt darüber zu informieren.

8. Verändern sie nicht die Dosis, ohne es mit der Ärztin/ dem Arzt abgesprochen zu haben.

9. Wenn Sie von mehreren Ärzten behandelt werden, vereinbaren Sie mit ihnen, wer die Schmerzmittel verschreibt. Dieses sollte in einer Hand bleiben.

10. Sollten weitere Schmerzen auftreten (z. B. neben Gelenk- auch Rückenschmerzen) oder die Schmerzmittel ihre Wirkung verlieren, informieren sie erst Ihre Ärztin/Ihren Arzt, verändern Sie die Medikation nicht selbständig.

3.1.2 Welches Schmerzmittel ist das richtige?

Die Ärztin/der Arzt wird seine Entscheidung über das einzusetzende Schmerzmittel abhängig machen von: der Schmerzursache (Abschn. 1.4), der Schmerzstärke (Abschn. 3.1.3), den Begleiterkrankungen, sofern sie die Verträglichkeit der Medikamente beeinflussen können (Kap. 5), und früheren Erfahrungen, die Sie bereits mit einem bestimmten Medikament gemacht haben.

Im Allgemeinen gilt: lieber mehrere, aber verschieden wirkende Schmerzmittel in jeweils niedriger Dosierung einsetzen als ein Medikament in hoher Dosierung – das erhöht die schmerzreduzierende Wirksamkeit und reduziert die Schwere der Nebenwirkungen. Mehrere Schmerzmittel von gleicher Wirkart, z. B. zwei verschiedene Opioide, sollten nicht eingenommen werden.

3.1.3 Starke und schwache Schmerzmittel

Nicht-Opioide (u. a. NSAR[1]), oft zu Unrecht als schwach wirksame Medikamente bezeichnet, werden vor allem bei leichten bis mäßig starken Schmerzen eingesetzt. Bei manchen Schmerzen (z. B. Zahnschmerzen, Muskel- und Gelenkschmerzen) wirken sie sogar besser als stark wirksame Opioide[2], deren Einsatz hingegen bei stärksten

---

[1] Sammelbegriffe für alle Entzündungshemmer und Antirheumatika außer Kortison (NSAR: Nicht-steroidale Antirheumatika). Sie wirken an den sog. Cox1 und Cox2 Rezeptoren und unterdrücken so die Produktion von Prostaglandin. Man unterscheidet heute traditionelle NSAR (z. B. Ibuprofen, Diclofenac, Naproxen) und Coxibe (z. B. Celecoxib, Etoricoxib), die weniger stark am sog. Cox1-Rezeptor binden.

[2] Opioide sind der Sammelbegriff für alle Substanzen, die wie Morphium an den Opioidrezeptoren wirken. Hierzu gehören künstlich erzeugte (wie Fentanyl oder Tramadol) und „natürliche" Abkömmlinge des Opiums (z. B. Morphium), die man früher Opiate nannte.

Schmerzen (z. B. Krebsschmerzen) oftmals erforderlich ist. Einige Opioide wie zum Beispiel Tramadol wirken bei üblicher Dosis weniger stark als Morphium. Oft halten Ärzte Opioide, für die wie bei Tramadol oder auch Tilidin kein Betäubungsmittelrezept erforderlich ist, für „schwach" wirksam; diese Einteilung ist aber überholt.

Bei sehr starken Schmerzen wird man eher auf besonders stark wirksame Substanzen wie Morphium, Oxycodon oder Fentanyl zurückgreifen. Zwischen den unterschiedlichen Präparaten, aber auch innerhalb der Gruppen von gleichartig wirkenden Schmerzmitteln, gibt es oft Unterschiede hinsichtlich der Risiken, Nebenwirkungen und Verträglichkeit. So werden gleichartig wirkende Substanzen im Organismus manchmal unterschiedlich abgebaut und ausgeschieden. Morphium ist beispielsweise ungünstig bei Nierenerkrankungen, wohingegen Hydromorphon von Nierenkranken besser vertragen wird.

> Die Einteilung in schwach und stark wirksame Schmerzmittel sagt nichts über die Wirksamkeit des Medikaments im Einzelfall aus. Bei Gelenk- und Muskelschmerzen sind so genannte schwach wirksame Schmerzmittel wie NSAR meistens besser wirksam als Morphium.

Im Folgenden werden ausgewählte wichtige Medikamente beschrieben. Wir nennen die Schmerzarten und Erkrankungen, bei denen sich diese Schmerzmittel bewährt haben und deren Wirksamkeit durch wissenschaftliche Studien nachgewiesen wurde – auch dann, wenn sie für bestimmte Erkrankungen nicht zugelassen sind. Eine Nicht-Zulassung bedeutet nicht immer, dass ein Medikament hierfür unwirksam sein muss, bisweilen hat die vertreibende Firma kein Interesse an der manchmal sehr teuren Zulassung. Ein Arzt kann sie dennoch verschreiben, allerdings kann die Krankenkasse, wenn sie nicht vorher informiert wurde, die Erstattung verweigern (siehe Kap. 6).

Wir nennen im Folgenden auch häufige und wichtige Nebenwirkungen und Gefahren. Hierbei heißt „erhöhtes" Risiko, dass in der gesamten Gruppe von Menschen, die diese Medikamente nehmen, z. B. Herzinfarkte oder Magenblutungen häufiger auftraten. Ist diese Wahrscheinlichkeit sehr hoch, also mindestens dreifach erhöht, sprechen wir von einem hohen Risiko. Man muss beachten, dass es hier immer um relative Risiken geht. Zudem müssen der Arzt und ein mündiger Patient auch abschätzen, welche Gefahr in dem jeweiligen Fall bei Kenntnis weiterer persönlicher Risikofaktoren besonders relevant ist. Deswegen sind starre, stets einzuhaltende Reihenfolgen (Medikament der ersten Wahl, der zweiten Wahl) manchmal nicht hilfreich. Ein Dachdecker sollte kein Schmerzmittel nehmen, das auch nur leichte Konzentrationsstörungen verursacht, ein Übergewichtiger möglichst keines, das den Appetit noch steigert; unabhängig davon, ob Leitlinien sagen, dieses sollte Mittel der 1. Wahl bei bestimmten Schmerzen sein. Opioide sind fast nie Mittel der ersten Wahl; bei bestimmten Begleiterkrankungen sind Opioid aber weniger gefährlich als andere, und daher manchmal durchaus Mittel der ersten Wahl.

Die angegebenen Dosierungen sind Anhaltspunkte, damit Sie abschätzen können, in welchem Bereich Sie mit Ihrer Dosierung liegen. Abweichungen können im Einzelfall richtig sein und sind kein Beleg für einen Fehler Ihres Arztes, aber Sie können es im Gespräch mit ihm ansprechen.

> Wenn sich Arzt und Patient darauf einigen, ein Medikament trotz bestimmter Risiken zu nehmen, sind engmaschige ärztliche Kontrollen wichtig.

3.1.4 Das Stufenschema der WHO

Das dreistufige Schema der Weltgesundheitsbehörde (WHO-Stufenschema) wurde 1986 zur Verbesserung der Schmerztherapie von Patienten mit einer Krebserkrankung entwickelt. Mittlerweile ist es auch zur Behandlung von Patienten mit nicht-tumorbedingten Schmerzen, v.a. aus didaktischen Gründen, übernommen worden. Auf der Stufe I werden Nicht-Opioid-Analgetika verordnet. Bei unzureichender Schmerzreduktion erfolgt zusätzlich die Verordnung von mittelstark wirksamen Opioiden (Stufe II). Ist die Schmerzreduktion immer noch unzureichend, werden stark-wirksame Opioide (in Kombination mit Nicht-Opioiden) verordnet (Stufe III). Ergänzt wird diese Medikation – in jeder Stufe – mit Ko-Analgetika.

3.2   Nicht-Opioide

3.2.1 Paracetamol (PCM)

Wirkweise

Paracetamol (bekannte Handelsnamen: Ben-u-ron, Mexalen) ist ein schwach wirksames rezeptfreies Schmerzmittel, das auch Fieber senkt. Es hemmt Entzündungsschmerzen weniger stark als die NSAR. Daher wird es bei eher leichten Schmerzen, z. B. nach alltäglichen und leichten Verletzungen, erfolgreich eingesetzt. Vorteile sind, dass keine Magen- und Darmgeschwüre oder Störungen der Blutgerinnung zu erwarten sind; ebenso werden die Aufmerksamkeit und Konzentrationsfähigkeit vergleichsweise wenig beeinflusst.

Anwendungsregeln

Die Verträglichkeit ist im Allgemeinen sehr gut, weshalb es auch ohne ärztliches Rezept erhältlich ist. Dennoch belastet Paracetamol auf Dauer nachhaltiger den Organismus (Leber, Niere und Herz-Kreislaufsystem) als früher gedacht, daher sollte es kein Dauermedikament werden.

Paracetamol führt bei Überdosierung zu einem schweren, oft tödlichen Leberversagen. Daher darf man die Höchstdosis niemals überschreiten und muss die Medikamente sicher vor anderen Menschen – vor allem vor Kindern – aufbewahren. Die Überdosierung von Paracetamol ist eine der häufigsten Ursachen einer absichtlichen oder versehentlichen Arzneimittelvergiftung in Deutschland.

Solche Vergiftungen können auch auftreten, wenn z. B. Kinder bei Fieber oder Schmerzen von den Eltern Paracetamol erhalten haben, die dies aber den weiterbehandelnden Ärzten im Krankenhaus nicht berichten und die Kinder dann u.U. das Medikament nochmals verabreicht bekommen.

Wirkeintritt

Die Wirkung von Paracetamol als Tropfen, Tabletten, Saft oder Zäpfchen beginnt 30 bis 60 Min. nach der Einnahme und hält 3 bis 4 Stunden an.

Dosierung

Pro Tag sollten Erwachsene (>45 kg) ohne Leber- und Nierenerkrankungen nicht mehr als 4 x 500 mg, in besonderen Fällen maximal 4 x 1000 mg einnehmen. Bei jeder Lebererkrankung ist die Dosis deutlich zu verringern (max. 1000–2000 mg/Tag). Bei Kindern hängt die Dosis vom Körpergewicht ab.

Nebenwirkungen

Es kann zu Blutdruckerhöhung, Blutbildveränderungen, selten zu allergischen Reaktionen und Asthma bronchiale kommen. Nierenschäden und Leberschäden (s.o.) sind bei längerfristiger Einnahme in hoher Dosierung möglich.

Laborkontrollen

Bei sonst Gesunden sind Laborkontrollen nicht erforderlich. Bei Verdacht auf eine Nieren- oder Lebererkrankung sollten Kontrollen zwei Wochen nach Beginn der Therapie, sonst bei Verdacht auf Nebenwirkungen durchgeführt werden.

Gegenanzeigen und Anwendungsbeschränkung

Bei Lebererkrankungen, bei verstärktem Alkoholkonsum und bei Nierenerkrankungen sollte Paracetamol gar nicht oder nur in Ausnahmefällen unter engmaschiger ärztlicher Kontrolle mit deutlich reduzierter Dosierung eingenommen werden.

Wechselwirkungen

Die gleichzeitige Einnahme von Medikamenten gegen Übelkeit (Granisetron, Tropisetron) schwächt die Wirkung von Paracetamol ab. Paracetamol verstärkt den blutverdünnenden Effekt bestimmter Mittel (z. B. von Marcumar). Wenn Sie diese oder weitere Medikamente einnehmen, sollten Sie Ihren Arzt nach der Verträglichkeit bei gleichzeitiger Einnahme von Paracetamol fragen.

Paracetamol ist ein schwach wirksames, aber leider nicht risikofreies Medikament. Man sollte es immer nur zeitlich befristet einnehmen, also nicht länger als drei bis sechs Monate, wenn es nicht ausdrücklich anders mit dem Arzt besprochen wurde. Informieren Sie immer Ihren behandelnden Arzt, wenn Sie Paracetamol einnehmen, da es Wechselwirkungen mit anderen Medikamenten geben kann.

3.2.2 Metamizol

Wirkweise

Metamizol (bekannte Handelsnamen: Novalgin, Novaminsulfon) ist ein stark wirksames fiebersenkendes Schmerzmittel. Es ist besonders gut wirksam bei Erkrankung der Eingeweide (z. B. Gallenkoliken), daher auch bei Nieren-, Blasen- und Regelschmerzen. Obwohl in Studien nur wenig gesichert, hat es sich bei vielen anderen Schmerzarten, z. B. bei Tumor-, Nerven- und Gelenkschmerzen bewährt. Allerdings ist die entzündungshemmende Wirkung geringer als die der NSAR, sodass diese Vorteile haben, wenn Schmerzen mit Schwellung, Rötung oder Überwärmung einhergehen, wie nach Sportunfällen oder beim Schub einer Arthrose. Generell ist Metamizol aber eine sinnvolle erste Wahl bei Patienten, die keine NSAR vertragen, trotz der seltenen, unten beschriebenen Gefahren.

Anwendungsregeln

Metamizol kann bei Beachtung der unten dargestellten Regeln auch längerfristig eingenommen werden, dabei ist die Verabreichungsform (Tabletten oder Tropfen) unerheblich.

Wirkeintritt

Die Wirkung setzt etwa 30 Minuten nach der Einnahme ein (bei Tropfen manchmal etwas schneller) und hält 3–4 Stunden an. Man kann Metamizol regelmäßig (das heißt alle 4–6 Stunden) oder nur bei Bedarf einnehmen.

Dosierung

Pro Tag sollte man nicht mehr als 4000 mg einnehmen, besser weniger. Das sind 4 x 1 (bis 2) Tabletten (d. h. eine Tablette entspricht 500 mg) oder 4 x 20 (bis 40) Tropfen (entspricht 500 bzw. 1000 mg)

Nebenwirkungen

Vereinzelt kann es zu Übelkeit und Magenbeschwerden kommen – strukturelle Schäden (z. B. Magengeschwüre) entstehen aber nicht. Bisweilen hilft der Wechsel von Tropfen auf Tabletten oder auf andere Handelspräparate. Selten treten Beeinträchtigungen von Wachheit und Konzentrationsfähigkeit auf. Gleiches gilt für das Auftreten asthmatischer Beschwerden, Patienten mit entsprechender Vorgeschichte müssen aber besonders vorsichtig sein. Bei allergischen Hautreaktionen und Schwellungen z. B. im Bereich der Augen (Ödem) muss Metamizol sofort abgesetzt werden. Eine neuere Erkenntnis betrifft die durch Metamizol ausgelösten seltenen Leberschäden, die Tage bis Monate nach Behandlungsbeginn auftreten können.

Selten (weniger als ein Fall auf ca. 5000 Patienten) kommt es zu Blutbildveränderungen mit Abnahme der weißen Blutkörperchen, speziell der sog. Granulozyten. Sehr viel seltener kann es dann zu schwerwiegenden Entzündungen (z. B. im Mund oder Mandelentzündung) und schweren Störungen der Immunabwehr in Folge eines immer weiteren Absinkens der Anzahl der weißen Blutkörperchen (Fachausdruck: Agranulozytose) kommen.

Wenn Metamizol weiter eingenommen wird, kann dies zum Tode führen, weshalb diese Substanz in vielen Ländern verboten ist. Diese Komplikation erfolgt fast immer in den ersten Wochen, kann aber auch bei wiederholter Einnahme auftreten, auch wenn Metamizol zuvor gut vertragen wurde. Bei Absetzen von Metamizol wird sich aber die Immunstörung rasch bessern, in schweren Fällen muss eine Gegentherapie mit Antibiotika und blutzellfördernden Medikamenten erfolgen

Bei geplant länger dauernder Einnahme ist eine Blutbilduntersuchung nach 14 Tagen empfehlenswert. Bei jedem unerklärlichen Fieber und besonders bei Hals- oder Mandelentzündungen muss sofort der Hausarzt aufgesucht werden, der durch eine Blutbilduntersuchung diese Komplikation erkennen kann.

Laborkontrollen
Blutbildkontrollen mit Differentialblutbild und Leberwerten sollten vor Beginn und nach ein und drei Wochen Therapie, später bei Verdachtszeichen erfolgen.

Gegenanzeigen und Anwendungsbeschränkung
Patienten mit bekannter Allergie gegen Metamizol (Vorsicht auch wenn andere Arzneimittelallergien speziell gegen NSAR bekannt sind) dürfen das Medikament nicht einnehmen. Leber- oder Nierenkranke sollten nur eine reduzierte Dosis einnehmen.

Wechselwirkungen
Metamizol kann die blutverdünnende Wirkung von ASS aufheben; so wird empfohlen erst ASS und dann 30 Minuten später Metamizol einzunehmen. Die gleichzeitige Einnahme von Metamizol und dem Rheumamittel Methotrexat erhöht die Gefahr einer Agranulozytose.

> Bei unklarem Fieber und bei Hals- oder Mandelentzündungen unter der Einnahme von Metamizol ist diese zu beenden und umgehend der Hausarzt oder ein Krankenhaus aufzusuchen.

3.2.3 Traditionelle entzündungshemmende Medikamente (tNSAR)

Wirkweise

Traditionelle Nicht-steroidale Antirheumatika (Abkürzung: tNSAR) sind die am häufigsten verwendeten, teilweise auch rezeptfrei erhältlichen Schmerzmittel in Deutschland. Ohne ärztliches Rezept sollten sie nur bei sehr kurz dauernden Schmerzen, z. B. nach einer Verstauchung oder bei Zahnschmerzen, eingenommen werden. Bei einer länger als eine Woche andauernden Einnahme sollte stets ein Arzt informiert werden.

tNSAR wirken schmerzlindernd, entzündungshemmend und abschwellend. Sie sind hoch wirksam bei Muskel- und Gelenkschmerzen, aber auch bei Rheuma- und Tumorschmerzen. Gerade weil diese Substanzen über die Hemmung körpereigener Entzündungsbotenstoffe wirken (verminderte Prostaglandinsynthese), helfen sie besonders gut bei Schmerzen, die durch Entzündungen verursacht sind, und bei verletzungsbedingten Schwellungen. Allerdings ist Prostaglandin nicht nur ein Entzündungsstoff, sondern ist in vielen Organen aus anderen Gründen bedeutsam, z. B. für den Aufbau der Magenschleimhaut als Schutz gegen Säure oder auch in der Niere, die dadurch auf Veränderungen der Durchblutung reagieren kann. Alle tNSAR beeinflussen also auch diese Organe nachhaltig, wodurch sich die Nebenwirkungen dieser Substanzklasse erklären.

Anwendungsregeln

Die Stärke der einzelnen Substanzen ist nicht sehr unterschiedlich. Sie wirken allerdings unterschiedlich schnell und unterscheiden sich vor allem in ihrer Verträglichkeit und ihrem Risikoprofil (siehe unten). Acetylsalicylsäure (ASS), die ab einer Dosis von über 100 mg/Tag auch als Schmerzmittel wirkt, hat aber die gleichen oder sogar noch höhere Risiken als die übrigen tNSAR und sollte Kindern nicht gegeben werden. Ob die tNSAR als Tabletten, Tropfen oder Zäpfchen eingenommen werden, ist bei Betrachtung der Magen-Darm bezogenen Risiken unerheblich – die Nebenwirkungen sind von der Darreichungsform unabhängig, weil die Substanzen auf dem Blutweg z. B. zur Magenschleimhaut gelangen. Die Kombination von zwei tNSAR ist ein Behandlungsfehler.

Die früher üblichen intramuskulären Injektionen von tNSAR sind nicht mehr zeitgemäß und aus vielen Gründen gefährlich.

Bei kurzzeitigem Einsatz von wenigen Tagen oder Wochen ist die Verträglichkeit von tNSAR bei sonst Gesunden gut und die Komplikationsrate niedrig. Bedrohliche Nebenwirkungen treten umso häufiger auf, je länger diese Medikamente eingenommen werden. Wahrscheinlich spielt die Lebensgesamtdosis eine große Rolle. Daher sollten regelmäßig Auslassversuche gemacht werden. Es ist stets die niedrigste, gerade noch wirksame Dosis anzustreben.

Das günstige Verhältnis von Nutzen und Risiko ändert sich aber deutlich bei Menschen mit höherem Risiko (ältere Menschen, Blutungsneigung, vorbekannte Magengeschwüre oder Herz-/ Kreislauferkrankungen). Eine langfristige Einnahme ist mit einem stark erhöhten Risiko für Nierenschäden, für Bluthochdruck und damit für Herz- und

Gehirninfarkte verbunden. Daher sollten Menschen, die an einer Einschränkung der Nierenfunktion leiden oder die wie Diabetiker langfristig davon bedroht sind, eine längere Einnahme von tNSAR meiden, ebenso wie Menschen mit erhöhtem Blutdruck oder Herzschwäche. Asthma vor allem allergischer Ursache kann sich verschlechtern. Mit dem Hausarzt sollte immer wieder nach Alternativen gesucht werden.

Bei Patienten mit Kopfschmerzen kann die langandauernde Einnahme von tNSAR (oder anderen Nicht-Opioiden) mit mehr als 10–15 Tagen im Monat zu einem Dauerkopfschmerz führen, der erst nach einer Entzugsbehandlung verschwindet.

tNSAR sind hochwirksame Medikamente mit vielen Arzneimittel-Nebenwirkungen. Informieren Sie daher jeden Sie behandelnden Arzt, wenn Sie diese Medikamente häufiger oder länger als 7–10 Tage einnehmen. Bei längerer oder häufiger Einnahme sollten eine ärztliche Überwachung und Beratung gesichert sein. Auch bei chronischem Bedarf (z. B. bei Arthrose) sollten regelmäßig nach 2–3 Monaten Auslassversuche gemacht werden. Es ist stets die niedrigste, gerade noch wirksame Dosis anzustreben. Die jeweilige Tageshöchstdosis darf auch bei starkem Schmerz nicht überschritten werden.

Wirkeintritt

Die Wirkung setzt bei den meisten tNSAR nach ca. 30 Minuten ein und hält abhängig von dem jeweiligen Präparat zwischen 4 und 6 Stunden an, bei ASS kann durch spezielle Galenik der Effekt schneller eintreten. Bei einigen tNSAR gibt es auch langwirksame Zubereitungen mit 8–12 stündiger Wirksamkeit.

Dosierung
Die Dosierungen sind bei den einzelnen Substanzen sehr unterschiedlich und sind im Folgenden aufgeführt.

Nebenwirkungen
Alle Medikamente dieser Gruppe erzeugen eine verstärkte Blutungsneigung. Kommt es zu einer Blutung durch eine Verletzung, Operation oder durch ein Geschwür, blutet es länger und unter Umständen heftiger. Gefürchtet sind vor allem Blutungen im Magen-Darm-Trakt, denn diese Medikamente behindern zudem auch den normalen Schleimhautschutz im Magen und Dünndarm und begünstigen so die Bildung von Geschwüren, die aber auch im Dickdarm auftreten können. So führt die Kombination aus Geschwürbildung und verstärkter Blutung manchmal zu lebensbedrohlichen Komplikationen. Bei Gesunden sind schwere Komplikationen relativ selten, jedoch steigt das Risiko von Magen- und Darmblutungen mit zunehmendem Lebensalter und auch bei Magen- oder Darmgeschwüren in der Vorgeschichte deutlich an.

Zum Schutz vor Komplikationen verschreiben viele Ärzte zugleich schleimhautschützende Medikamente (sog. Protonenpumpen-Hemmer, PPI), vor allem bei Patienten mit erhöhtem Risiko einer Magen- und Darmblutung. Einen vollständigen Schutz gegen Darmblutungen gibt es aber nicht. Das Risiko von Dickdarmblutungen wird durch „Magenschutzmittel" ohnehin nicht verringert. Zudem ist vor allem bei bettlägerigen Patienten das Risiko von Lungenentzündungen erhöht. Ein Nachteil der PPI ist auch der sog. Rebound-effekt, also Magenbeschwerden nach dem Absetzen, die oft erst nach Tagen wieder verschwinden. Daher denken Patienten, sie brauchen die PPI weiter. Gemäß den Leitlinien sollten nur Menschen über 65 Jahre oder mit einer Blutungsneigung PPI erhalten, falls man sich nicht hier ohnehin besser für Coxibe entscheidet.

> Menschen über 65 Jahre und alle mit einer Reflux-erkrankung, früheren Magen- oder Darmgeschwüren oder -blutungen sollten stets Magenschutzmittel (Protonen-pumpen-Hemmer, PPI) zusätzlich zu den traditionellen NSAR einnehmen.

Eine längerfristige Einnahme von tNSAR führt gehäuft zu Nierenschäden und auch das Bluthochdruck- und Herzinfarktrisiko ist erhöht. Fast die Hälfte aller Fälle von akutem Nierenversagen, das durch Medikamente hervorgerufen wird, ist durch tNSAR verursacht; begünstigt wird dies durch einen beeinträchtigten Flüssigkeitshaushalt (zu wenig Trinken).

Bei Neigung zu Allergien und Asthma steigt auch das Risiko von schwerem Arzneimittel-Asthma; es kann zudem zu Wassereinlagerungen (Unterschenkelödeme) kommen.

Laborkontrollen
Blutbild, Gerinnungs-, Leber- und Nierenwertkontrollen sollten zu Beginn, nach 1–4 Wochen, sowie unter Langzeittherapie mindestens alle 6 Monate und bei Verdachtszeichen auf eine Nebenwirkung vorgenommen werden.

Gegenanzeigen und Anwendungsbeschränkung
Bei Nierenerkrankungen sollte auf alle entzündungshemmenden Schmerzmedikamente (s. Tab. 3.1) vollkommen verzichtet werden. Bei früheren Magen-, Darmblutungen und Lebererkrankungen, ebenso wie bei allen Erkrankungen mit einem erhöhten Risiko eines Herzinfarkts, sollten diese Präparate nur in Ausnahmefällen eingenommen werden und sind nicht Mittel der

ersten Wahl. Gleiches gilt bei hohem Blutdruck und bei gleichzeitiger Einnahme von Gerinnungshemmern.

Wechselwirkungen
Die Kombination mit einem Kortisonpräparat oder bestimmten Antidepressiva (SSRI) erhöht das Risiko von Magen-Darm Blutungen. Auch bei gleichzeitiger Einnahme von gerinnungshemmenden Medikamenten erhöht sich das Blutungsrisiko. Umgekehrt kann die vorbeugende Wirkung von ASS gegen Herz-Kreislauferkrankungen vermindert werden, weshalb ASS möglichst 30–60min vor der Einnahme von tNSAR genommen werden sollte.

3.2.3.1 Besonderheiten einzelner tNSAR

3.2.3.1.1 Ibuprofen

Ibuprofen (bekannte Handelsnamen: Ibuflam, Dolormin) ist ein sehr häufig verschriebenes Schmerzmittel in Deutschland – bis zu einer Wirkstärke von 400 mg ist es rezeptfrei in Apotheken zu erhalten. Es kann sehr gut für leichte bis mäßig starke Schmerzen, bei Fieber oder Kopfschmerzen in mittlerer Dosierung regelmäßig (bis zu drei Monate) oder bei Bedarf (aber nicht mehr als 7 Tage im Monat) eingenommen werden. Die wirksame Einzeldosis beträgt 400 mg, eine höhere Dosierung bis 800 mg ist möglich. Die Tageshöchstdosis von 2400 mg sollte nicht überschritten werden. Bei älteren Patienten oder Nieren- bzw. Leberkranken (in mäßiger Ausprägung) ist keine Dosisanpassung erforderlich.

3.2.3.1.2 Diclofenac

Diclofenac (bekannte Handelsnamen: Voltaren, Diclac) ist ein ebenfalls häufig verschriebenes tNSAR, mit einer im Einzelfall etwas stärkeren Wirkung im Vergleich zu Ibuprofen; es wird häufig bei Rücken- und Gelenkerkrankungen verschrieben. Im Hinblick auf die Verträglichkeit muss neben einer (immer im Vergleich zu anderen tNSAR) erhöhten Anfälligkeit für Magen-Darmblutungen von einem erhöhten Risiko für Herz-Kreislauferkrankungen ausgegangen werden. Bei Diclofenac liegt die verschreibungspflichtige Einzeldosis zwischen 50–75 mg, die Tageshöchstdosis beträgt 150 mg; niedrigere Einzeldosierungen (bis 25 mg) sind nicht verschreibungspflichtig.

Diclofenac und andere tNSAR können auch in Form von Gel, Creme oder Spray auf die Haut aufgebracht werden. Meist werden diese Salben (oder Gel) mit tNSAR nach Muskel- oder Gelenkverletzungen eingesetzt. Die Wirkung kann durch zusätzlich schützende und die Eindringtiefe verbessernde Verbände gesteigert werden. In großen Studien konnte eine Verbesserung der Symptome nachgewiesen werden.

Der große Vorteil dieser Präparate besteht darin, dass die negativen Wirkungen der tNSAR seltener (6 %) auftraten. Bei Magen- oder Darmgeschwüren sollten sie nicht angewendet werden.

3.2.3.1.3 Naproxen

Naproxen (bekannte Handelnamen: Aleve, Dysmenalgit) wird in Deutschland eher seltener verordnet; die Verschreibungsgründe sind mit denen von Diclofenac vergleichbar. Eine Einzeldosis hat im Vergleich mit anderen tNSAR die längste Wirkdauer, so dass eine zweimalige Einnahme am Tag ausreicht.

Im Vergleich z. B. mit Ibuprofen ist die Magenverträglichkeit schlechter, allerdings schnitt Naproxen im Hinblick auf Herz- und Kreislaufnebenwirkungen in großen Studien immer besonders gut ab. Tabletten mit einer Dosis bis 250 mg sind rezeptfrei; ansonsten beträgt die übliche Dosierung 2 x 500 mg am Tag.

3.2.3.1.4 Acetylsalicylsäure (ASS)

Acetylsalicylsäure (bekannte Handelsnamen: Aspirin, Alka-Selzer) ist für kurzandauernde, mäßig starke Schmerzen geeignet. Bei längerfristiger Einnahme und in höherer Dosierung, die man bei stärkeren Schmerzen oftmals bräuchte, treten die von tNSAR bekannten Nebenwirkungen am Magen-Darm-Trakt und der Niere in deutlich stärkerem Ausmaß auf als bei den anderen tNSAR. Die schmerzreduzierende Einzeldosis beträgt 500 mg; die Tageshöchstdosis liegt bei 3000 mg. (Anmerkung: ASS 100 wird oftmals von Kardiologen zur Blutverdünnung verordnet). Bei der gleichzeitigen Einnahme von ASS 100 und Ibuprofen oder Metamizol können Wechselwirkungen auftreten – die Wirkung von ASS 100 bleibt dann aus. Hier empfiehlt sich eine zeitversetzte Einnahme: erst ASS 100 und nach ca. 30 Minuten das andere Medikament. Kinder sollten bzw. dürfen kein ASS erhalten.

3.2.3.1.5 Indometacin

Indometacin (bekannte Handelsnamen: Indomet, Amuno) gehört auch in die Medikamentengruppe der tNRSA wird aber auf Grund seines ungünstigen Nebenwirkungsspektrum kaum für die Schmerzbehandlung eingesetzt – es treten nicht nur die bekannten Nebenwirkungen in stärkerem Ausmaß auf, sondern noch zusätzlich zentralnervöse Nebenwirkungen (Benommenheit, Depression). Es gibt nur bestimmte und sehr seltene Kopfschmerzformen (Paroxysmale Hemikranie, Hemicrania continua), bei denen der Einsatz von Indometacin gerechtfertigt ist.

3.2.4 Coxibe

Wirkweise

Coxibe wurden in der Hoffnung entwickelt, die typischen Nebenwirkungen von tNSAR zu vermeiden. Sie sind ebenso entzündungshemmend und fiebersenkend wie die tNSAR und können daher bei den gleichen Schmerzen wie die tNSAR eingesetzt werden. Tatsächlich treten unter Coxiben seltener Magen-Darm-Blutungen auf. Daher sind sie eine Alternative bei Risikofällen, zum Beispiel bei Patienten mit erhöhtem Blutungsrisiko. Auch die Blutgerinnung wird von diesen Medikamenten nicht beeinflusst. Die übrigen Risiken im Hinblick auf die Nieren- und Herz-Kreislauf-Erkrankungen sind für die heute erhältlichen Coxibe genauso hoch wie bei den „traditionellen" NSAR.

Anwendungsregeln

In Deutschland sind Celecoxib und Etoricoxib als Tabletten zugelassen. Für eine rasch wirksame Kurzzeittherapie bei akuten Schmerzen zum Beispiel nach Operationen kann Parecoxib als Infusion gegeben werden. Es gelten die gleichen Anwendungsregeln wie oben für die tNSAR beschrieben: Bei kurzfristigem Einsatz ist die Verträglichkeit bei sonst Gesunden gut und die Komplikationsrate niedrig. Dieses Verhältnis von Nutzen und Risiko verschlechtert sich jedoch bei Menschen mit erhöhtem Risiko für Herz-/Kreislauf- oder Nierenerkrankungen und generell bei längerfristiger Einnahme von Coxiben.

Wirkeintritt

Der Wirkeintritt erfolgt bei Etoricoxib nach 20–30 Minuten; bei Celecoxib kann der Beginn der Wirkung bis zu einer Stunde dauern.

Dosierung

Die Dosierungen sind bei den beiden als Tablette einzunehmenden Vertreten dieser Substanzklasse unterschiedlich und werden weiter unten aufgeführt.

Laborkontrollen

Kontrollen von Blutbild, Leber- und Nierenwerten sollten zu Beginn und nach 2–4 Wochen, sowie unter Langzeittherapie mindestens alle 6 Monate und bei Verdachtszeichen für eine Nebenwirkung erfolgen.

Nebenwirkungen

Magen- und Darmblutungen sind seltener als bei tNSAR. Die negativen Effekte für die Nierenfunktion und das

Risiko einer Herz-Kreislauf-Erkrankung sind aber ähnlich hoch. Gerade am Anfang ist beim Einsatz von Coxiben auf eine Blutdruckerhöhung oder eine mögliche Wasseransammlung in den Beinen zu achten (s. Tab. 3.1).

Im Zweifelsfall ist das Medikament abzusetzen und der Hausarzt zu kontaktieren. Es sollte zu Beginn der Einnahme für ca. drei Tage regelmäßig der Blutdruck kontrolliert werden.

Gegenanzeigen und Anwendungsbeschränkung

Hier gelten fast die gleichen Einschränkungen wie bei allen tNSAR (s.o.). Eine Blutungsvorgeschichte ist keine zwingende Gegenanzeige. Wenn ein Magen- oder Darmgeschwür besteht, sind auch Coxibe nicht einzusetzen bzw. abzusetzen, ansonsten sollte man im Falle früherer Blutungen Magenschutzmittel einnehmen, die sonst bei Coxiben überflüssig sind.

> Coxibe können alle Nebenwirkungen wie tNSAR verursachen, sie beeinflussen nur die Magen- und Dünndarmschleimhaut weniger und die Blutgerinnung nicht. Es gelten daher ähnliche Vorsichtsregeln wie bei der Einnahme von tNSAR.

3.2.4.1 Besonderheiten einzelner Coxibe

3.2.4.1.1 Celecoxib

Celecoxib (bekannte Handelsnamen: Celebrex, Celecoxib AL) ist zugelassen zur Behandlung von chronischen Gelenkentzündungen und der aktivierten Arthrose, es wird aus ähnlichen Gründen eingesetzt wie die tNSAR. Die empfohlene Dosierung für Celecoxib beträgt 2 x 100 (−200) mg pro Tag mit einer Tageshöchstdosis von 400 mg, die aber möglichst unterschritten werden sollte. Einen deutlichen Vorteil bietet dieses Medikament gegenüber den tNSAR aufgrund der deutlich verbesserten Magen-Darm Verträglichkeit. Die ungünstigen Nebenwirkungen an der Niere und dem Herz-Kreislaufsystem sind mit denen der tNSAR vergleichbar.

3.2.4.1.2 Etoricoxib

Etoricoxib (bekannte Handelsnamen: Arcoxia, Exinef) wird aus ähnlichen Gründen eingesetzt wie Celecoxib; es hat einen rascheren Wirkeintritt und muss nur einmal am Tag eingenommen werden. In der mittleren Dosierung von 90 mg am Tag hat es in einer großen Vergleichsstudie eine ähnlich starke Wirkung wie 150 mg Diclofenac − bei gerade im Hinblick auf den Magen-Darm-Trakt deutlich besserer Verträglichkeit. Man kann zudem kurzfristig die Wirkstärke auf 120 mg/Tag erhöhen (z. B. bei einem sehr schmerzhaften Gichtanfall) oder gerade bei längerfristiger Einnahme auch nur 30 oder 60 mg einnehmen (Tageshöchstdosis: 120 mg).

Die ungünstigen Nebenwirkungen an der Niere und dem Herz-Kreislaufsystem sind mit denen der tNSAR vergleichbar, ein spezielles Risiko ist der entgleiste Blutdruck, weshalb vor allem ein nicht gut eingestellter Bluthochdruck eine Kontraindikation für die Einnahme darstellt.

Tab. 3.1 Krankheiten, bei denen eine längere Einnahme von tNSAR und Coxiben vermieden werden sollte oder bei denen ein erhöhtes Risiko für Nebenwirkungen besteht

Krankheit	tNSAR (z. B. Ibuprofen, Diclofenac, Naproxen)	Coxibe (z. B. Celecoxib, Etoricoxib)
Nierenerkrankungen mit Nierenschwäche (erhöhter Kreatininwert im Blut)	Sehr hohes Risiko für Verschlechterung der Nierenfunktion	
Diabetes mellitus ohne Nierenbeteiligung	Langfristig erhöhtes Risiko für Verschlechterung der Nierenfunktion	
Osteoporose	wenn PPI eingenommen werden, erhöhtes Risiko für Verschlechterung	kein Risiko bekannt
Herzinfarkt, Schlaganfall oder Angina pectoris in der Vorgeschichte,	Langfristig erhöhtes Risiko für Herzkreislauf-Komplikationen	
Arterieller Bluthochdruck	Langfristig erhöhtes Risiko für Herzkreislauf-Komplikationen	Erhöhtes Risiko für Bluthochdruckentgleisung bei v.a. Etoricoxib
Herzschwäche (Herzinsuffizienz)	Langfristig erhöhtes Risiko für eine Verschlechterung	
Wasseransammlung in den Beinen (Ödem)	Langfristig erhöhtes Risiko für eine Verschlechterung	
Ulkus oder Blutung im Magen oder Dünndarm in der Vorgeschichte	hohes Risiko für erneute Blutung	Risiko für erneute Blutung (evtl. PPI einnehmen)

(Fortsetzung)

Tab. 3.1   (Fortsetzung)

Krankheit	tNSAR (z. B. Ibuprofen, Diclofenac, Naproxen)	Coxibe (z. B. Celecoxib, Etoricoxib)
Andere Blutungen in der Vorgeschichte (Dick- und Enddarm)	hohes Risiko für erneute Blutung	kein Risiko bekannt
Einnahme von Medikamenten zur Hemmung der Blutgerinnung	hohes Blutungsrisiko	kein Risiko bekannt
Asthma unbekannter oder nicht allergischer Ursache	Verschlechterung möglich	vermutlich kein erhöhtes Risiko
bekannte Unverträglichkeit von ASS oder anderen Nicht-Opioiden	Hohes Risiko auf eine allergische Reaktion (Einnahme nur unter Überwachung)	vermutlich kein erhöhtes Risiko

3.2.5 Medikamente gegen schmerzhafte Muskelverspannungen

Viele früher häufig eingesetzte Medikamente gegen schmerzhafte Muskelverspannungen sind im Laufe der Jahre vom Markt genommen worden (z. B. Tetrazepam). Der Hauptgrund dafür waren schwere Haut- und Lebererkrankungen als Nebenwirkungen. Zuletzt (2018) erlosch auch die Zulassung von Flupirtin, so dass gegenwärtig von dieser Art der Medikamente in Deutschland nur noch Methocarbamol (Handelsname: Ortoton) zur Einnahme bei schmerzhaften Muskelverspannungen zugelassen ist.

Dosierung
3 x täglich 750 mg. Die maximale Behandlungsdauer beträgt 30 Tage.

Wirkeintritt
Der Wirkungsbeginn erfolgt nach ca. 30 min – der maximale Wirkspiegel ist nach ca. 60 Minuten im Blut erreicht.

Laborkontrollen
Kontrollen von Blutbild, Leber- und Nierenwerten sollten zu Beginn und nach 2–4 Wochen erfolgen.

Nebenwirkungen
Kopfschmerz, Fieber, vereinzelt Benommenheit, Juckreiz, Hautausschlag.

Gegenanzeigen und Anwendungsbeschränkung
Vorsicht bei Patienten mit eingeschränkter Nieren- oder Leberfunktion. Patienten mit ZNS-Erkrankungen oder Myasthenia gravis sollten das Medikament nicht einnehmen.

3.3 Opioide

3.3.1 Allgemeine Gesichtspunkte

Opioide sind Schmerzmedikamente, die bei starken oder sehr starken Schmerzen eingesetzt werden. Man unterteilt sie in mittelstarke und stark wirksame Opioide.

Mittelstarke Opioide wie Tramadol und Tilidin aber auch Codein und Dihydrocodein können ohne ein Spezialrezept verschrieben werden. Codein und Dihydrocodein werden in Deutschland als Hustenmittel und nicht mehr als Schmerzmedikament eingesetzt.

Stark wirksame Opioide sind Morphium, Oxycodon, Hydromorphon, Levomethadon, Tapentadol, Buprenorphin und Fentanyl. Sie sind nur mit Sonderrezept („BTM-Rezept") verschreibbar.

3.3.1.1 Vorteile der Opioide in der Schmerztherapie

Der Ruf der Opioide als Suchtmittel, die Nachrichten aus den USA über die dortige Opioidkrise und auch der Umstand, dass die meisten Opioide unter die besonderen Bestimmungen der Betäubungsmittel-Verschreibungsverordnung (BtMVV) gestellt sind, erwecken leicht den Eindruck, dass es sich bei Opioiden um eine hochgefährliche und risikoreiche Medikamentengruppe handelt, die nur den schwersten Fällen und vielleicht auch nur der Therapie am Ende des Lebens vorbehalten sein sollte. Diese Auffassung ist falsch: Natürlich haben Opioide wie andere Schmerzmittel auch, z.T. gefährliche Nebenwirkungen, die im Folgenden sehr ausführlich beschrieben werden. Aber das darf nicht den Blick darauf verstellen, dass diese Substanzgruppe auch wesentliche Vorteile aufweist.

> Ohne Opioide ist die Behandlung schwerer Schmerzzustände oft unmöglich.

Opioide haben bei richtiger Anwendung und Beachtung der seltenen, aber wichtigen Gegenanzeigen ein sehr geringes Risiko einer dauerhaften Schädigung von Organen. Sie erzeugen z. B. im Gegensatz zu NSAR keine Nieren- und Leberschäden und verursachen keine Blutungen oder Blutbildveränderungen. Zudem sind die Nebenwirkungen rückbildungsfähig (Fachausdruck: reversibel). Wenn das Opioid abgesetzt wird oder eine zu hohe Dosis reduziert wird, verschwinden auch die Nebenwirkungen, Es bleiben also keine Dauerschäden an den inneren Organen. Es gibt nur wenige Medikamente in der Medizin, von denen man derartiges sagen kann.

Bei der Therapie mit Opioiden kann der Arzt recht gut feststellen, ob es für den betreffenden Patient die geeigneten Medikamente sind. Wenn Opioide wirken, bemerkt der Patient es rasch, sogar bei einer niedrigen Dosis: In vielen Fällen wird sich dadurch zunächst der Nachtschlaf verbessern und die Schmerzspitzen werden verschwinden. Anschließend kann dann eine angemessene Dosis für den Dauerschmerz gefunden werden und es kann bei regelmäßiger Kontrolle (alle 6–12 Wochen) gemeinsam mit dem behandelnden Arzt festgestellt werden, ob sich die erzielte Schmerzreduktion längerfristig bewährt. Erst dann kann man davon sprechen, dass die Opioide gut wirken und der Patient davon nachhaltig profitiert.

Es steht inzwischen eine Vielzahl von annähernd gleich wirksamen Opioiden zur Verfügung. Bestehen spezielle Bedenken gegen eine dieser Substanzen, ist nahezu immer ein Wechsel von einem zu einem anderen gleich starken Opioid möglich.

3.3.1.2 Nachteile der Opioide in der Schmerztherapie

Die Opioid-Langzeittherapie ist mit einer gering erhöhten Sterblichkeit verbunden – sogar höher als unter NSAR. Auf jeden Fall trifft dies zu für Staaten wie die USA, in denen die Durchschnittsdosierung zumindest früher deutlich höher war als in Deutschland und in denen weitaus häufiger Patienten Opioide nur bei Bedarf einnahmen.

In Deutschland, wo sich die meisten Ärzte an die Verschreibungsregeln für die Langzeiteinnahme halten, zeigen aktuelle Studien kein erhöhtes Risiko für Herzinfarkte, Schlaganfälle oder andere Erkrankungen, die im Regelfall zu einer Krankenhauseinweisung führen. Dagegen ist auch in Deutschland die häusliche Sterblichkeit gering erhöht im Vergleich zu Menschen, die keine oder anderer Schmerzmittel erhalten. Ein Grund könnte sein, dass kränkere Menschen eher Opioide erhalten als solche, die Nicht-Opioide bekommen haben. Ein weiterer Grund könnten Schlaf- bzw. Atemstörungen im Schlaf sein. Wenn Opioide zu hoch dosiert sind oder es gar zu einer Vergiftung kommt, verlangsamt sich die Atmung (auf unter 10 Atemzüge pro Minute) bis hin zum Atemstillstand.

> Wichtigste Alarmzeichen eines drohenden Atemstillstandes sind: Eine Atemfrequenz unter 10 Atemzügen pro Minute oder ein Luftholen durch den Patienten nur noch auf Aufforderung. In diesem Fall ist sofort ein Notarzt zu alarmieren! Bis dahin kann aber durch starke Reize (Schütteln, Sprechen mit dem Patienten) oft ein Atemstillstand verhindert werden.

Nachts ist das Atemzentrum vermutlich empfindlicher und es kann zu Atemstörungen im Schlaf kommen, von denen bekannt ist, dass sie zu Herz- und Kreislauferkrankungen führen können. Davon bedroht sind vor allem Patienten mit bekanntem Schlafapnoesyndrom sowie generell Patienten, die Opioide im oberen Bereich der empfohlenen Dosierungen einnehmen (z. B. mehr als 100 mg Morphium pro Tag). Hinweise für diese Störungen können eine erhöhte Tagesmüdigkeit, vermehrtes Schnarchen, unruhiger Schlaf und zunehmende seelische Veränderungen (Unruhe, vermehrte Reizbarkeit) unter Opioiden sein. In all diesen Fällen sollte die Dosis reduziert werden. Diese Symptome sollten mit der verschreibenden Ärztin oder dem Arzt unbedingt besprochen werden, da sie auf Dauer nicht ungefährlich sind.

Alle anderen Nebenwirkungen der Opioide sind belastend, aber nicht bedrohlich und hängen zumeist von der Dosis ab, verschwinden also bei einer verringerten Dosis oder spätestens nach dem Absetzen der Opioide – ein großer Vorteil gegenüber einigen Nicht-Opioiden.

Überwiegend zu Beginn der Therapie tritt oftmals Übelkeit, seltener auch Erbrechen auf. Bei den meisten Menschen vergeht diese unangenehme Situation nach einigen Tagen (ca. 5 Tage). In dieser Zeit sollte die Übelkeit behandelt werden. Sollte die Übelkeit bestehen bleiben empfiehlt sich nach Absprache mit Ihrer Ärztin/ Ihrem Arzt ein Wechsel des Präparates.

Die häufigsten Begleiterscheinungen unter der Einnahme von Opioiden sind die nahezu regelhaft auftretende Verstopfung (Obstipation), Blähungen und sehr selten Durchfälle. Dies erklärt sich durch die Wirkung der Opioide auf die Darmnerven, die zu einer Verlangsamung der Darmbewegung führen. Bei Patienten mit vorheriger Neigung zur Verstopfung ist das Risiko erhöht. Im Laufe der Einnahme tritt keine Gewöhnung daran ein; d.h., dass viele Patienten, die Opioide einnehmen, meistens dauerhaft stuhlgangfördernde Medikamente einnehmen müssen. Bei manchen Opioiden ist mittlerweile ein stuhlgangförderndes Medikament beigefügt (Naloxon), allerdings ersetzt dies nicht immer eine zusätzliche Medikation. In seltenen Fällen kann es zu Blasenfunktionsstörungen kommen.

Eine Verschlechterung eines Asthma bronchiale oder gar seine Auslösung ist bisher vor allem bei Morphium beschrieben und kann daher durch den Wechsel auf ein anderes Opioid vermieden werden. Ebenfalls kann es unter einigen Opioiden (u. a. Morphium, Tramadol und Kodein) zur Wasseransammlung (Ödeme) in den Beinen kommen, auch hier ist ein Therapiewechsel erforderlich.

Ein medizinisch bedeutsamer Nachteil bei der Behandlung mit Opioiden ist auch die dadurch bisweilen ausgelöste Müdigkeit. Zu Beginn einer Opioidtherapie dürfen Patienten generell kein Fahrzeug führen und im Beruf sind gefährdende Aktivitäten zu unterlassen. Die Gefahr auch dauerhafter Müdigkeit ist stark erhöht, wenn die Patienten gleichzeitig Psychopharmaka, vor allem Benzodiazepine (z. B. Diazepam) einnehmen. Gerade bei älteren Menschen kann eine erhöhte Müdigkeit zu Gangunsicherheiten führen. Sie erhöht die Sturz- und damit die Frakturgefahr.

Sollte diese Müdigkeit nicht wenige Tage nach Einnahmebeginn verschwinden, ist zu prüfen, ob die Einnahme von Opioiden wirklich erforderlich ist oder ob die Dosierung nicht reduziert werden kann. In seltenen Fällen ist auch ein Präparatwechsel in Erwägung zu ziehen.

Treten sogar Sinnestäuschungen (Halluzinationen) auf, ist immer von einer Vergiftung, d.h. einer chronischen Überdosierung auszugehen.

Starke Müdigkeit unter Opioiden ist fast immer ein Warnhinweis für eine zu hohe Dosierung.

Die Einnahme von Opioiden – das gilt auch für alle anderen Schmerzmittel – darf nicht zu einer Beeinträchtigung bei der Ausübung alltäglicher Verrichtungen führen!

Durch die Einnahme von Opioiden kann auch die Stimmungslage ungünstig beeinflusst werden. Oftmals zunächst unbemerkt – manchmal erkennen es eher die Angehörigen – führen Opioide zu verstärkter Gereiztheit, unfreundlichem Umgang bis hin zu aggressiven Verhaltensweisen. Dieses ist immer ein Hinweis auf eine relativ zu hohe Dosierung oder eine ungeeignete Kombination mit Psychopharmaka. Solche Veränderungen erfordern immer eine Therapieänderung.

Opioide können Hormonstörungen auslösen. Bekannt sind insbesondere die Veränderungen der Sexualhormone, die bei Frauen wie Männern zu einem Libidoverlust führen können, verbunden bei Männern mit Erektionsstörungen, bei Frauen mit Störungen der Regelblutung. Auch diese Störungen sind teilweise durch einen Opioidwechsel (z. B. zu Buprenorphin) behebbar.

3.3.1.3 Was tun, wenn Opioide nicht helfen?

Man sollte drei Fälle unterscheiden:

1. Es sind neue, medizinisch begründbare Schmerzen hinzugekommen, z. B. Arthroseschmerzen, gegen die Opioide oft nicht helfen. In diesen Fällen sollte die Therapie mit geeigneten weiteren Schmerzmitteln kombiniert werden.

2. Die Opioide haben von Beginn an kaum oder gar nicht gewirkt. Einige Schmerzzustände reagieren nicht oder nicht ausreichend auf Opioide. Hierzu zählen z. B. manche entzündlich bedingten Schmerzen, Kopfschmerzen, verschiedene Eingeweideschmerzen (z. B. Reizdarm-Syndrom), manche Nervenschmerzen (z. B. Trigeminusneuralgie) und die Fibromyalgie. Je bedeutsamer seelische Faktoren für Schmerzen sind, desto schlechter wirken Opioide. In diesen Fällen sollte man die Opioideinnahme – in Absprache mit der Ärztin/ dem Arzt – beenden. In anderen Fällen kann eine Unterdosierung der Grund sein. Hier kann die Ärztin/ der Arzt die Dosis anpassen oder evtl. auch zu einem anderen Präparat wechseln (s. Tab. .3.2)

3. Die Opioide wirken im Zeitverlauf immer schlechter, obwohl sie zu Beginn der Einnahme (in den ersten 6 Monaten) die Schmerzen gelindert haben. Hier könnte eine durch Opioide ausgelöste Schmerzüberempfindlichkeit vorliegen (Fachausdruck: Opioidinduzierte Hyperalgesie). Bei falscher Indikation, aber auch bei höherer Dosis und längerer Einnahme können Opioide ähnlich wie viele Kopfschmerzmittel selbst Schmerzen auslösen. Die Patienten klagen dann über eine allgemeine Überempfindlichkeit, es treten neue diffuse Schmerzen auf vor allem Rücken-, Muskel- und Gelenkschmerzen, die oft verbunden sind mit Stimmungsveränderungen, wie sie bei der Überdosierung beschrieben wurden. Die einzige sinnvolle Therapie ist dann der Entzug der Opioide, der dann nicht zur Schmerzverstärkung, sondern im Gegenteil zur Schmerzlinderung führt.

> Am Wenigsten wirken Opioide bei Schmerzen, die teilweise oder hauptsächlich seelisch bedingt sind.

3.3.1.4 Opioide bei Atemnot

Obwohl die Schwächung des Atemantriebes eine gefürchtete Nebenwirkung aller Opioide ist, kann überraschenderweise und scheinbar paradox, die Einnahme von Opioiden bei Patienten mit hochgradiger Atemnot aufgrund von Lungenerkrankungen sinnvoll sein. Früher hatten Ärzte hier große Bedenken, heute sind jedoch die wissenschaftlichen Daten eindeutig.

Patienten mit schwerer Luftnot vor allem bei Krebserkrankungen, aber auch bei anderen fortgeschrittenen Lungenerkrankungen haben subjektiv und objektiv einen Nutzen von einer niedrig dosierten Opioidtherapie mit Morphin oder Hydromorphon. Die Patienten werden dabei nicht müder, sondern eher wacher und kräftiger, denn die Opioide senken den Atemantrieb und dadurch die ungünstige schnelle Atmung, welche die Atemnot verstärkt. Daher setzen erfahrene Lungenfachärzte heute Opioide auch zur Behandlung der sonst nicht mehr beherrschbaren Luftnot ein. Dies ist ein Beispiel dafür, dass die Nebenwirkungen eines Medikamentes medizinisch sinnvoll genutzt werden können.

3.3.1.5 Abhängigkeit, Sucht und Opioide

Viele Menschen fürchten, dass sie von den ihnen verschriebenen Schmerzmitteln abhängig werden könnten. Diese Sorge ist nicht völlig unbegründet, denn Schmerzmittel, besonders aber Opioide, können eine Abhängigkeit hervorrufen. Begünstig u.a. durch aggressive Werbung und Vorgehensweise einiger Pharmafirmen kam es in den letzten drei Jahrzehnten in den USA, Australien und einigen anderen Staaten zu einer „Opioidkrise" durch leichtfertig und unkontrolliert verschriebene Opioide.

Prominente Süchtige (z. B. Michael Jackson oder Prince) sind tragische Beispiele dafür und zeigen die Gefährlichkeit dieser Suchterkrankung. Diese „Opioidkrise" ist in den USA mittlerweile durch bessere Verschreibungskontrolle deutlich eingedämmt, allerdings in tragischer Weise „ersetzt" durch eine Zunahme von Abhängigen von illegalen Drogen auf Fentanylbasis. Diese Krise hat es in Deutschland und den meisten europäischen Staaten nicht gegeben. Hauptgrund ist vermutlich die bessere Abgabekontrolle sowie der bessere Umgang mit diesen Substanzen durch Patienten und Ärzte.

Alle Opioide können unstrittig zu körperlicher und seelischer Abhängigkeit führen. Vergleicht man allerdings das Abhängigkeits- bzw. Suchtrisiko beispielsweise mit dem von Schlaf- und Beruhigungsmitteln, so ist Letzteres ungleich höher.

Körperliche Gewöhnung (in Abgrenzung zur Abhängigkeit) entsteht nahezu immer bei längerer Opioideinnahme – ähnlich wie bei vielen anderen Medikamenten, beispielsweise Beta-Blockern. Das Gehirn produziert weniger Botenstoffe (z. B. Dopamin), wenn dem Körper Substanzen (z. B. Opioide) zugeführt werden, die ähnlich wie körpereigene Stoffe wirken. Um nicht überschießend zu reagieren, vermindert sich die Erregungsschwelle der Nervenzellen. Bei unvorsichtigem – also zu schnellem Absetzen der Substanz – fehlen den Zellen dann ausreichend wirksame Botenstoffe. Also reagiert der Organismus mit unangenehmen Entzugssymptomen, bis sich die Nervenzellen wieder umgestellt haben. Opioide vermindern oder verändern auch die Produktion von vielen Hormonen (z. B. Adrenalin), die nach dem Entzug vermehrt ausgeschüttet werden. Die Folgen können Herzrasen und bei Gefährdeten auch schwere und gefährliche Herzreaktionen sein.

Seelische Abhängigkeit, also die Entstehung einer Suchterkrankung, ist unter einer medizinisch gerechtfertigten und nach den Regeln durchgeführten Opioidtherapie selten, aber möglich. Die Suchterkrankung oder seelische Abhängigkeit führt zu einem bestimmten zwanghaften Verhalten, dass immer mehr nur auf die Einnahme der Medikamente eingeengt ist.

> Körperliche Entzugssymptome sind kein Beweis für eine Suchterkrankung oder psychische Abhängigkeit; auch bei anderen Medikamenten, die in den Stoffwechsel eingreifen, kann es zu körperlichen Entzugssymptomen kommen (z. B. bei Blutdruckmedikamenten).

Das Risiko für Abhängigkeit oder Sucht ist erhöht, wenn

- Opioide in steigender Dosis genommen werden, obwohl sie die Schmerzen gar nicht lindern, oder wenn sie bei Schmerzerkrankungen genommen werden, bei denen Opioide ohnehin wenig helfen.
- zusätzlich oder sogar ausschließlich kurzwirksame Opioide eingenommen werden, z. B. Tilidin-Tropfen oder die speziellen Fentanyl-Zubereitungen (Nasenspray), die sehr rasch im Gehirn anfluten.
- Patienten, die unter schweren seelischen Erkrankungen, wie Angst- und Panikerkrankungen oder Depressionen leiden, ohne psychologische Unterstützung Opioide erhalten und dann entdecken, dass ihre schlimmsten Symptome dadurch vorübergehend gemildert werden.
- Patienten mit einer schon zuvor bestehenden, aber nicht ausreichend behandelten Suchterkrankung (Alkohol, sehr starker Raucher, Beruhigungs- oder Schlafmittelabhängigkeit) Opioide erhalten und diese dann in ihre Suchtkrankheit „einordnen".

Eine Suchterkrankung liegt meistens vor, wenn

- Patienten sich selbst Opioidinjektionen oder -infusionen geben oder wiederholt von Ärzten erhalten.
- Patienten entgegen den ärztlichen Verordnungen selbstständig die Dosis erhöhen oder die Einnahmeintervalle verkürzen.
- Patienten kurzwirksame Opioide bevorzugen oder auf Infusionen oder Präparaten bestehen, die rasch ins Gehirn fluten.
- Patienten sich Rezepte regelhaft von mehreren Ärzten besorgen.
- die Sorge, ob genügend Opioide im Haus sind, erkennbar immer mehr das Denken und Verhalten bestimmt.
- häufiger Entzugssymptome (Aggressivität, Angstattacke, Herzrasen) vor Einnahme der nächsten Dosis beobachtet werden.

Sollten Symptome einer Abhängigkeit auch bei Ihnen oder Ihren Angehörigen vorliegen, sollten Sie Ihre Ärztin/Ihren Arzt darauf ansprechen.

> Je besser Schmerzmittel beim Einzelnen wirken und je mehr Schmerzlinderung sie erzeugen, desto geringer ist das Risiko einer Abhängigkeit. Und umgekehrt: Je weniger Schmerzmittel helfen und je öfter deshalb die Dosis gesteigert wird, desto häufiger entwickelt sich eine Suchtproblematik.

3.3.2 Einnahmeregeln

Für alle Opioide gelten die in Abschn. 3.1.1 genannten Regeln in besonderer Weise. Hierzu zählt, dass Opioide regelmäßig, d.h. nicht nur bei Bedarf, eingenommen werden und jede Änderung der Dosis nur nach Rücksprache mit dem behandelnden Arzt erfolgen darf. Opioide sind im Regelfall sehr gut verträgliche und nicht organschädigende Medikamente, die daher auch über einen sehr langen Zeitraum unbedenklich eingenommen werden können

Intramuskuläre Injektionen von Opioiden sind heute nicht mehr vertretbar. Subkutane (direkt unter die Haut) oder intravenöse Schmerzmittelinjektionen sind nur bei schwerstkranken Patienten mit starken Schmerzen sinnvoll, bei denen eine Nahrungsaufnahme nicht mehr möglich ist. Als Langzeittherapie ist diese Verabreichungsform außer in der Palliativmedizin gefährlich.

3.3.2.1 Lang- oder kurzwirksame Opioide?

Opioide können als Tabletten, Kapseln, Tropfen, Granulat oder Zäpfchen sowie als Pflasterzubereitung (sog. transdermale Systeme) verabreicht werden. Injektionen sind außer bei Sonderfällen, wie der Behandlung von Operationsschmerzen oder von starken Schmerzen im Endstadium einer schweren Erkrankung, nicht nur überflüssig, belastend und schmerzhaft, sondern darüber hinaus mit einem besonderen Suchtrisiko verbunden.

Vor mehr als 30 Jahren gab es für Schmerzpatienten nur Spritzen oder Morphium-Tropfen. Letztere wirkten so kurz, dass zum Beispiel Patienten mit Krebsschmerzen nachts geweckt werden mussten, damit der Wirkspiegel nicht abfiel. Eine der wichtigsten Errungenschaften für Schmerzpatienten war die Einführung von langwirksamen Opioiden, sogenannten Retardmedikamenten. Hierdurch war es erstmals möglich, mit zwei- bis dreimaliger Einnahme einer Tablette für 24 Stunden eine Schmerzlinderung zu erreichen, sodass auch der Nachtschlaf gesichert werden konnte.

Durch die Retard-Zubereitung wird ein an und für sich nur wenige Stunden wirksames Medikament so langsam im Darm freigesetzt, dass de facto eine 6–12 Stunden oder sogar länger andauernde Wirkung möglich ist. Retard-Tabletten haben einen weiteren Vorteil: Im Gegensatz zu schnell freisetzenden Opioiden kommt es nicht zu einer überschießenden Anflutung im Blut und im Gehirn.

Es gibt einige Opioide wie Levomethadon oder auch Buprenorphin, die eine so langsame Verstoffwechselung haben, dass ihre Wirkdauer denen der Retard-Tabletten gleicht – allerdings setzt die Wirkung dieser Präparate deutliche schneller ein.

Retard-Präparate gibt es heute für Morphium, Oxycodon, Hydromorphon, Tramadol, Tapentadol und Tilidin. Levomethadon und Buprenorphin wirken ohnehin sehr lange. Zubereitungen, bei denen es zu einer schnellen Freisetzung kommt, sind im Regelfall in der Schmerztherapie ungünstiger als langwirksame Opioide. Bei den lang wirkenden Opioiden treten einige Nebenwirkungen seltener auf und auch die Suchtgefahr ist geringer. Ähnliches gilt für Plasterzubereitungen, bei denen der Wirkstoff kontrolliert durch die Haut in die Blutgefäße eindringt.

3.3.2.2 Wann sind schnell freisetzende Opioide sinnvoll?

Sehr schnell schnell freisetzende Opioide auf Fentanylbasis gehören nicht zur Standardtherapie chronischer Schmerzen, denn sie haben ein höheres Abhängigkeitsrisiko und erzeugen häufiger Nebenwirkungen wie Müdigkeit und Verwirrung. Von dieser Regel gibt es wenige Ausnahmen:

Schnell freisetzende Opioide können bei einigen schweren Erkrankungen sinnvoll sein, und zwar dann, wenn es trotz einer für den Dauerschmerz ausreichenden Basistherapie mit langwirksamen Opioiden öfter zu kurzfristigen und unvorhersehbaren Schmerzspitzen kommt (Fachausdruck: Durchbruchschmerz), wie z. B. bei Krebsschmerzen oder bei seltenen Erkrankungen wie der Sichelzellanämie. Auch bei Dialysepatienten kann vereinzelt nach der Dialyse ein solches Problem auftreten.

Sinnvolle und für erfahrene Ärzte gut einsetzbare Alternativen zu den kurzwirksamen Fentanylpräparaten sind Buprenorphin und Levomethadon.

Andere kurz wirksame Opioide (Morphin, Oxycodon) können dagegen genutzt werden, um schneller, im Krankenhaus oder Hospiz unter Überwachung die passende Dosis der Dauermedikamente zu ermitteln. Dies sollte dann jedoch in wenigen Tagen geschehen, so dass die Einnahme kurzwirksamer Opioide nur von begrenzter Dauer ist.

Wenn Patienten dauerhaft Bedarf an solchen schnell freisetzenden Opioiden haben, bedeutet das in der Regel, dass

- entweder die Dosierung der langwirksamen Opioide zu niedrig ist oder
- kein mit Opioiden behandelbarer Schmerz vorliegt, weshalb zu immer höheren Dosen gegriffen wird, oder
- eine seelische Abhängigkeit vorliegt.

Eine mehrwöchige oder gar mehrmonatige Einnahme von nur kurz wirksamen Opioiden ist immer ein Hinweis auf eine nicht optimale Schmerztherapie. Sprechen Sie darüber mit Ihrer Ärztin/Ihrem Arzt. Eine Therapie chronischer Schmerzen nur mit kurz wirksamen Opioiden ist nicht richtig.

3.3.2.3 Vor- und Nachteile der opioidhaltigen Pflastersysteme

Opioidhaltige „Schmerzpflaster" (Fachausdruck: „transdermale Transportsysteme"; Abkürzung: TTS) gibt es mit den Wirkstoffen Fentanyl und Buprenorphin. Die verabreichte Dosis ist umso höher, je größer das Pflaster ist. Durch Spezialmembranen in diesen Pflastern wandern die Medikamente sehr langsam, über Stunden durch die Haut und reichern sich unterhalb der Haut an. Der Wirkstoff gelangt vor dort langsam in das Blutsystem und dann in das Gehirn.

Die Opioidgabe über Pflaster hat einige Vorteile: Patienten, bei denen eine regelmäßige Tabletteneinnahme aus unterschiedlichen Gründen nicht gewährleistet ist, können so besser eine sichere und anhaltende Schmerztherapie erfahren. Auch bei Schluckstörungen haben die Pflaster Vorteile.

Die Pflasterverabreichung hat jedoch auch Nachteile, die bisweilen unterschätzt werden: Einige Patienten vertragen die Pflaster nicht, obwohl hierbei sehr hautfreundliche Materialien eingesetzt werden. Zudem können sich bei starkem Schwitzen manchmal die Pflaster von der Haut lösen und die gleichmäßige Medikamentengabe ist nicht mehr gewährleistet. Bei Menschen mit fortgeschrittenen Erkrankungen, z. B. im Endstadium eines Krebsleidens, ist oftmals die Haut minderdurchblutet. Dann werden die Opioide nicht mehr aus dem Hautuntergewebe abtransportiert, sodass sie wirkungslos werden. Wenn die Pflaster an Wirksamkeit verlieren, ist eine Steigerung zu immer größeren Pflastern (bzw. mehreren) problematisch, besser sollte man die Therapieform wechseln.

Bei manchen Patienten reicht der Wirkstoffinhalt in dem Pflaster nicht für die von dem Hersteller angegebene Wirkdauer und das daraus resultierende Pflasterwechselintervall. Diese Patienten haben nicht selten (vor allem bei relativer Unterdosierung) bereits am Tag vor dem empfohlenen und geplanten Pflasterwechsel Entzugssymptome wie Schmerzzunahme, Zittern und Gliederschmerzen. Eine Verkürzung der Pflasterverweildauer bzw. ein Wechsel einen Tag früher als empfohlen bzw. geplant kann hier Abhilfe schaffen.

Die Erfahrungen in Schmerzkliniken zeigen, dass Patienten mit Pflastern manchmal eine zusätzliche Einnahme von anderen Opioiden vornehmen; das muss dann als Hinweis auf die nicht ausreichende Wirksamkeit der Pflaster gesehen werden und bedarf der Therapieänderung.

Wichtig ist zu wissen, dass teilweise auch in „verbrauchten" Pflastern noch sehr viel Wirkstoff enthalten ist. Daher müssen die Pflaster nach Gebrauch sicher vor Dritten, z. B. Kindern und Jugendlichen, verwahrt und nicht im regulären Müll entsorgten werden. Es gibt keine Rücknahmepflicht für Apotheken, aber man kann auf Kulanzebene die Rücknahme vereinbaren.

> Wenn ein Pflaster aufgeklebt oder abgesetzt wird, dauert es 6 – 10 Stunden, bis sich das auf die Wirkkonzentration im Körper tatsächlich auswirkt. Im Fall einer Überdosierung muss ein Patient deshalb unter ständiger Überwachung bleiben und bei drohendem Atemstillstand teilweise mehrfach Gegenmittel erhalten.

3.3.2.4 Kombination mehrerer Opioide

Die Kombination von mehreren Opioiden ist auf Dauer nie sinnvoll und kann sogar zum Wirkverlust führen. Hierzu zählt auch die gleichzeitige Gabe von starken und mittelstarken Opioiden wie Morphium und Tramadol (oder Tilidin plus Naloxon).

> Die Einnahme von zwei Opioiden (zum Beispiel als Pflaster und als Tabletten) ist immer nur eine Notlösung, auf Dauer medizinisch nicht notwendig, sondern eher ein Hinweis auf eine nicht richtig durchgeführte Schmerztherapie.

3.3.2.5 Kombination von Opioiden mit anderen Schmerzmitteln

Es kann sinnvoll sein, verschiedene Schmerzmittel miteinander zu kombinieren, aber nur dann, wenn sie einen unterschiedlichen Angriffspunkt im Körper haben. In diesem Fall kann die Dosis der einzelnen Substanzen verringert werden und damit sinkt deren jeweilige Gefährlichkeit und die Ausprägung der Nebenwirkungen.

Ein gutes Beispiel ist die gleichzeitige Gabe eines entzündungshemmenden Schmerzmedikamentes (NSAR) zusammen mit einem starken Opioid bei Krebsschmerzen. Das erste Medikament kann gegen die schmerzverstärkende Schwellung wirken, und das zweite lindert die schweren Nerven- und Gewebeschmerzen. Ohne diese Kombination müsste man eventuell sehr viel mehr Opioide geben.

Ein anderes Beispiel ist die gleichzeitige Gabe von krampflösenden Medikamenten wie Metamizol z. B. bei chronischer Bauchspeicheldrüsenentzündung (Pankreatitis) oder -krebs eventuell zusammen mit abschwellend wirkenden NSAR und einem starken Opioid wie zum Beispiel Morphin, Oxycodon oder Tapentadol.

Ein drittes Beispiel für sinnvolle Kombinationen ist die gleichzeitige Gabe von Opioiden mit einem Antikonvulsivum (Gabapentin oder Pregabalin) und/oder einem Antidepressivum bei starken Nervenschmerzen, wie z. B. nach einer Nerven- oder Rückenmarkverletzung oder bei einer Polyneuropathie z. B. durch einen Diabetes mellitus.

Die gleichzeitige Gabe von Opioiden mit Beruhigungsmitteln, vor allem mit Benzodiazepinen, zur Schmerzbehandlung ist dagegen nicht sinnvoll.

3.3.2.6 Kann ein Wechsel der Opioide sinnvoll sein?

Es gibt Menschen, die bei einem bestimmten starken Opioid keine Wirkung zeigen, während sie bei einem Wechsel zu einer anderen ähnlich wirkenden Substanz eine sehr befriedigende Schmerzlinderung erfahren. Die Ursachen dafür sind nur teilweise bekannt, z. B. gibt es genetische Unterschiede: Einige Medikamente werden von bestimmten Menschen schlechter oder zu schnell verarbeitet. In den meisten Fällen kennt man aber die Ursache der unterschiedlichen Wirkung nicht. Wenn also eine bestimmte Substanz (zum Beispiel Morphium) nicht gut wirkt und es keine Gegenanzeigen aus ärztlicher Sicht gibt, ist der Wechsel zu einem anderen Präparat (z. B. Buprenorphin) im Einzelfall sinnvoll.

> Beim Wechsel von dem einen zu einem anderen Opioid muss man eventuell das neue Präparat langsam aufdosieren. Wie zu Beginn der Therapie können an den ersten Tagen vermehrt Nebenwirkungen auftreten. Daher ist Autofahren während der Zeit der Umstellung nicht erlaubt.

3.3.2.7 Dosissteigerung

Die Dosis eines Opioids muss bisweilen gesteigert werden, wenn die Schmerzen zunehmen. Wenn die Dosiserhöhung dazu führt, dass Ihre Schmerzen langfristig wieder besser kontrollierbar sind, ist dieses wahrscheinlich ein sinnvoller Weg. Allerdings macht es keinen Sinn, höhere Dosen als die bei den jeweiligen Opioiden empfohlenen Dosierungen einzunehmen (s. Tab. 3.2). Hier ist entweder die Opiodtherapie gar nicht sinnvoll, weil die Schmerzen auf Opioide nicht reagieren, oder ein Wechsel des Wirkstoffs oder die Kombination mit Nicht-Opioiden der bessere Weg.

Wiederholte Dosissteigerungen sind meisten ein Hinweis auf eine zunehmende Abhängigkeit, vor allem, wenn

- Opioide oder andere Medikamente von Beginn an wenig oder gar nicht geholfen haben.
- trotz Dosiserhöhung die Schmerzen nicht abnehmen oder sogar zunehmen.
- die Dosiserhöhung nur zu mehr Nebenwirkungen führt.
- Schlafstörungen zunehmen.
- seelischen Störungen und Stimmungsschwankungen (Gereiztheit) zunehmen.

> Je schlechter Opioide von Beginn an wirken, desto eher werden der Patient und die Ärztin/der Arzt in der besten Absicht zu höheren Dosen greifen – woraus sich dann tatsächlich eine Suchtkrankheit entwickeln kann.

3.3.2.8 Rückenmarknahe Opioidtherapie

Es ist möglich, Opioide direkt an das Rückenmark oder in die Nähe der Rückenmarkhaut (Epiduralraum) zu geben. Dieses wird nach Operationen und in der Geburtshilfe, meist über dünne Katheter auch erfolgreich eingesetzt. Die Dosierung kann dann sehr niedrig gewählt werden und einige Nebenwirkungen treten deshalb weniger häufig auf.

Aber nur in sehr seltenen Fällen ist eine rückenmarknahe Opioidgabe bei chronischen Schmerzen oder bei Tumorschmerzen sinnvoll, Die Therapie ist aufgrund möglicher Rückenmarkschäden und Infektionen gefährlicher als die orale Einnahme.

3.3.2.9 Opioidinjektionen und -infusionen

Subkutane Opioidinjektionen und -infusionen sind heute auch im häuslichen Bereich und im Hospiz das Verfahren der Wahl, wenn Palliativpatienten im Endstadium schwerer Erkrankungen Opioide erhalten sollen, aber nicht schlucken können und Opioidpflaster nicht vertragen werden oder diese nicht mehr wirken.

Infusion unter die Haut, sog. subkutane Zugänge, über dünne Verweilkanülen sind besser haltbar (Tage bis Wochen) und weniger belastend als intravenöse. Auch die Pflege ist auf diesem Weg für Angehörige und die ambulanten Pflegedienste leichter. Die lokale Gewebeverträglichkeit der für Injektionen zugelassenen Opioide ist sehr gut.

Bei chronischen Schmerzen ist jede wiederholte Injektion oder Infusion von Opioiden außer in Notfallsituationen als schwerer Behandlungsfehler einzustufen.

3.3.2.10 Beendigung der Opioidtherapie – Entzug der Opioide

Opioide erzeugen immer ab einer gewissen Dosis und Dauer der Einnahme eine körperliche Gewöhnung, die sich in Entzugssymptomen beim Absetzen äußern kann. Die Symptome sind meist unangenehm und seelisch sowie körperlich belastend. Alle diese Symptome sind behandelbar. Anders als bei Drogenabhängigen leiden Schmerzpatienten, die einen Entzug wollen und durchführen, kaum einmal unter so unerträglichen Beschwerden, dass sie deshalb den Entzug abbrechen.

Abgesehen von einer möglichen, aber eher seltenen Schmerzzunahme sind die häufigsten Symptome eines Opioidentzuges Angstgefühle, das Gefühl einer Wesensveränderung, inneres Zittern, Schlaflosigkeit und sehr selten das Auftreten von Doppelbildern oder Wahnideen. Eine früher bestehende Depression oder Angsterkrankung kann sich verstärken. Das ist für die Betroffenen sehr belastend, aber selten lebensgefährlich. Diese Symptome, speziell Schlafstörungen, können bisweilen noch Wochen nachwirken.

Beim Entzug selbst kann es auch zu einer vermehrten Darmtätigkeit und Durchfall kommen. Die erhöhte Darmbewegung kann zu Bauchschmerzen und Koliken führen. Dieses Problem verstärkt sich, wenn trotz Absetzen der Opioide Mittel gegen Verstopfung weiter eingenommen werden. Gefährlicher ist jedoch eine starke Kreislaufreaktion, die mit Herzklopfen und einem Anstieg des Blutdrucks einhergeht. Diese Reaktion ist bei Herzkranken gefährlich und kann sogar zu bedrohlichen Ereignissen, wie einer Herzmuskelschwäche und Herzrhythmusstörungen führen. Auch der Wasserhaushalt kann im Entzug gestört sein, was ebenfalls schwere Kreislaufreaktionen zur Folge haben kann.

Konsequenz:

- Setzen Sie niemals Opioide nach längerer Einnahme ab, ohne vorher mit Ihrem Arzt zu sprechen.
- Schwere Entzugserscheinungen sind besonders bedrohlich bei Herzkranken und Menschen mit internistischen Erkrankungen.
- Bei höheren Dosierungen von Opioiden und bei Patienten mit internistischen Erkrankungen muss ein Ausschleichen oder Absetzen zwingend unter ärztlicher Aufsicht – in der Regel also stationär – erfolgen.

> Bedrohliche Kreislaufreaktionen treten nur bei sehr raschem und abruptem Absetzen von relativ hohen Opioiddosierungen auf. Daher ist vor jedem Absetzen von Opioiden die Ärztin/der Arzt zu befragen, ob besondere Risiken vorliegen.

3.3.3 Besonderheiten einzelner Opioide

Neben den Besonderheiten einzelner Opioide können bei allen Opioiden ähnliche Nebenwirkungen und Gegenanzeigen auftreten.

> **Bei allen Opioiden auftretende**
>
> **Nebenwirkungen:**
> Die häufigsten Nebenwirkungen aller Opioide sind Müdigkeit, Verstopfung (Obstipation), Übelkeit, Schwindel, Sturzgefahr, Schwitzen und Stimmungsschwankungen. Sehr seltene Nebenwirkungen ebenfalls aller Opioide sind Wasseransammlungen (Ödeme), asthmatische Beschwerden und Juckreiz. Manche Nebenwirkungen verschwinden nach

den ersten Tagen (zum Beispiel Übelkeit), andere bleiben dauerhaft (Verstopfung) und müssen behandelt werden. Die Frage, ob die Nebenwirkungen überhaupt auftreten und in welcher Ausprägung, ist individuell sehr unterschiedlich.

Gegenanzeigen und Anwendungsbeschränkungen:

Relative Gegenanzeigen für alle Opioide sind ausgeprägte Lungen- und andere Erkrankungen, die mit Sauerstoffmangel (Hypoxie) oder Übersäuerung (Hyperkapnie) einhergehen, Gangunsicherheit, Schlafapnoe und Schilddrüsenunterfunktion sowie eine frühere Drogenabhängigkeit. Wenn eine Opioidgabe wegen der Schmerzen zwingend notwendig erscheint, sollte in diesen Fällen die Notwendigkeit einer Opioidtherapie durch Ihre Ärztin/Ihren Arzt geprüft werden.

3.3.3.1 Tramadol

Wirkweise

Tramadol (bekannte Handelsnamen: Tramal, Amadol) zählt zu den mittelstark wirksamen Opioiden und wird bei mäßigen bis starken Schmerzen eingesetzt.

Anwendungsregeln

Wie bei allen Opioiden sollte Tramadol bei chronischen Schmerzen nicht bei Bedarf, sondern in festen Zeitabständen eingenommen werden. Langwirksame, also retardierte Präparate sind vorzuziehen, denn sie haben einen langsameren Wirkungseintritt und eine längere Wirkdauer. Kurzwirksame Zubereitungen (besonders Tropfen) sollten nur in Ausnahmefällen eingenommen werden. Es gibt Menschen, bei denen Tramadol aus genetischen Gründen kaum wirkt, aber starke Nebenwirkungen erzeugt.

Wirkeintritt
Die Wirkung der retardierten Präparate setzt nach 45
bis 60 Minuten ein. Bei den kurz wirksamen Präparaten
beginnt die Wirkung nach 15 bis 20 Minuten.

Dosierung
Tramadol sollte zwei- bis dreimal am Tag in gleicher Dosis
eingenommen werden. So fängt man zum Beispiel mit 2
bis 3 x 50 mg an. In Abhängigkeit von der Schmerzstärke
kann das Medikament bis zu einer Tageshöchstdosis von 2
bis 3 x 200 mg pro Tag gesteigert werden. Tramadol sollte
nicht öfter als dreimal pro Tag eingenommen werden.

Laborkontrollen
Regelmäßige Laborkontrollen sind nicht erforderlich.

Gegenanzeigen und Anwendungsbeschränkungen
Allg. Hinweise (s.o.). Spezielle Gegenanzeigen für
Tramadol sind die zusätzliche Einnahme von Triptanen
oder Antidepressiva sowie eine frühere Unverträglichkeit.
Tramadol darf bei Nieren- und Lebererkrankungen nur in
reduzierter Dosis eingenommen werden.

Nebenwirkungen
Die Nebenwirkungen sind mit denen aller anderen
Opioide vergleichbar (s.o.). Die Einnahme von Tramadol
kann v.a. in Verbindung mit anderen Medikamenten
(Serotoninwiederaufnahmehemmer, MAO-Hemmer) die
Wahrscheinlichkeit von Krampfanfällen erhöhen.

3.3.3.2 Tilidin plus Naloxon

Wirkweise
Tilidin plus Naloxon (bekannte Handelsnamen: Valoron, Tilicomp) zählt in dieser Kombination zu den mittelstark wirksamen Opioiden und wird bei mäßigen bis starken Schmerzen eingesetzt. Es kann auch von Patienten mit Nierenerkrankungen eingenommen werden.

Anwendungsregeln
Auch Tilidin plus Naloxon sollte bei chronischen Schmerzen nicht bei Bedarf, sondern regelmäßig eingenommen werden. Langwirksame, also retardierte Präparate sind vorzuziehen. Tropfenpräparate sind kurzwirksam und sollten nur in Ausnahmefällen genutzt werden. Mittlerweile unterliegen die Tropfen Tilidin/Naloxon der BtMV-Verordnung – auch ein Hinweis auf die Missbrauchsgefahr der kurzwirksamen Opioide.

Wirkeintritt
Die Wirkung der retardierten Präparate setzt nach 45 bis 60 Minuten ein, bei den kurz wirksamen Präparaten nach 15 bis 20 Minuten.

Dosierung
Tilidin plus Naloxon sollte zwei- bis dreimal am Tag in gleicher Dosis eingenommen werden. So fängt man zum Beispiel mit 2 bis 3 x 50 mg an. In Abhängigkeit von der Schmerzstärke kann das Medikament bis zu einer Tageshöchstdosis von 2 bis 3 x 200 mg pro Tag gesteigert werden. Tilidin plus Naloxon sollte nicht öfter als dreimal pro Tag eingenommen werden.

Laborkontrollen
Regelmäßige Laborkontrollen sind nicht erforderlich.

Gegenanzeigen und Anwendungsbeschränkungen
Allg. Hinweise (s.o.). Spezielle Gegenanzeigen für Tilidin plus Naloxon sind fortgeschrittene Lebererkrankungen, weil die Umwandlung in den eigentlichen Wirkstoff in der Leber erfolgt und zudem dann der Naloxonzusatz nicht ausreichend abgebaut wird.

Nebenwirkungen
Die Nebenwirkungen sind mit denen aller anderen Opioide vergleichbar (s.o.). Verstopfung scheint seltener aufzutreten.

3.3.3.3 Tapentadol

Wirkweise
Tapentadol (bekannte Handelsnamen: Palexia, Yantil) ist ein relativ neues Medikament, das ebenfalls der BtMV-Verordnung unterliegt. Es verbindet zwei schon bekannte schmerzreduzierende Wirkmechanismen; zum einen den eines Opioids und zum anderen wirkt es teilweise wie ein Antidepressivum, indem es die Konzentration eines Übertragungsstoffes (Noradrenalin) für die Schmerzhemmung im Rückenmark erhöht. Die Schmerzlinderung ist vergleichbar mit der anderer Opioide. Die Verträglichkeit ist relativ gut. Es ist das einzige Opioid – aufgrund des kombinierten Wirkmechanismus – mit einer definierten Tageshöchstdosis.

Es ist gut wirksam sowohl bei Nervenschmerzen als auch bei anderen Schmerzformen.

Anwendungsregeln
Tapentadol sollte 2 x am Tag (morgens und abends) eingenommen werden.

Dosierung
Die Tageshöchstdosis beträgt 500 mg. Man beginnt mit der Einnahme von 2 x 50mg und kann je nach Wirksamkeit und Verträglichkeit bis auf 2 x 250 mg steigern.

Gegenanzeigen und Anwendungsbeschränkungen
Allg. Hinweise (s.o.). Die gemeinsame Einnahme von Tapentadol und bestimmten Antidepressiva (MAO-Hemmern und Serotonin-Wiederaufnahmehemmer) kann u.a. zu starkem Blutdruckanstieg führen und sollte vermieden werden.

Nebenwirkungen
Die Nebenwirkungen sind mit denen aller anderen Opioide vergleichbar (s.o.). Beim Entzug hoher Dosen ist das Risiko für epileptische Krämpfe erhöht. Verstopfung ist eine seltener zu beobachtende Nebenwirkung, allerdings tritt Mundtrockenheit häufiger auf.

3.3.3.4 Morphium und Hydromorphon

Wirkweise
Für die Behandlung mit Morphium (bekannte Handelsnamen: MST, Morphin) gibt es seit Jahrzehnten Erfahrungen. Es gibt keinen Hinweis, dass auch eine langjährige Einnahme zu Organschäden führt. Hydromorphon (bekannte Handelsnamen: Palladon, Jurnista) ist ein 5–7fach stärker wirksamer Abkömmling des Morphiums, weshalb die erforderliche Dosis deutlich niedriger ist. Es wirkt wie Morphium, hat allerdings z. B. bei Patienten mit

Nierenerkrankungen Vorteile, weil die Dosis nicht verändert werden muss.

Anwendungsregeln
Es gibt zwar auch kurzwirksame Morphium- und Hydromorphonpräparate, bei einer dauerhaften Einnahme sind retardiert freigesetzte Präparate verpflichtend. Sie sollten zwei- bis dreimal am Tag (das heißt morgens, mittags und abends, dem individuellen Tagesablauf angemessen) eingenommen werden. Häufigere Einnahmen sind nicht erforderlich und deuten eher auf eine fehlerhafte Schmerztherapie hin. Für Hydromorphon gibt es eine weitere retardierte Zubereitungsform, die man nur einmal am Tag einnehmen muss.

Wirkeintritt
Die Wirkung der retardierten Präparate setzt nach ungefähr 45 bis 60 Minuten ein.

Dosierung
Es gibt keine Tageshöchstdosis, allerdings sind Dosierungen über 100 mg/Tag (Hydromorphon: 16 mg/Tag) mit einem erhöhten Risiko für schlafbezogene Atmungsstörungen verbunden. Man bestimmt die Dosis nach der Wirkung und Verträglichkeit. Generell ist stets die niedrigste Dosis anzustreben. Dosierungen über 180 mg am Tag (bzw. 32 mg Hydromorphon) sollten Anlass sein, die bisherige Therapie sehr kritisch zu überdenken.

Laborkontrollen
Regelmäßige Laborkontrollen sind nicht erforderlich.

Gegenanzeigen und Anwendungsbeschränkungen
Allg. Hinweise (s.o.). Hydromorphon ist besser geeignet, wenn noch eine Vielzahl anderer Medikamente zusätz-

lich eingenommen werden muss; ebenso bei Nierenerkrankungen.

Nebenwirkungen
Die Nebenwirkungen sind mit denen aller anderen
Opioide vergleichbar (s.o.). Morphium kann Asthma
auslösen oder verstärken. Verstopfung tritt bei beiden
Substanzen relativ häufig auf.

3.3.3.5 Oxycodon und Oxycodon plus Naloxon

Wirkweise
Auch Oxycodon (bekannte Handelsnamen: Oxygesic,
Oxyconoica) zeichnet sich durch eine gute Verträglich-
keit aus und hat vergleichbare Wirkeffekte wie Morphin.
Allerdings gibt es Menschen, bei denen es aus genetischen
Gründen nicht gut wirkt. Es gibt auch Oxycodon in der
Kombination mit Naloxon (bekannter Handelsname:
Targin), was das Ausmaß der Verstopfung reduziert.
Diese Kombination ist sinnvoll, weil der „Gegenspieler
des Opioids" (Antagonist) Naloxon nur im Darm gegen
die Verstopfung wirkt, aber so schnell in der Leber
abgebaut wird, dass nichts ins Gehirn gelangt, sodass der
schmerzlindernde Effekt unverändert bleibt. Bei Lebererkrankungen funktioniert dieses Prinzip nicht.

Anwendungsregeln
Oxycodon und Oxycodon/Naloxon sollten 2 bis 3-mal
am Tag (das heißt morgens, mittags und abends, dem
individuellen Tagesablauf entsprechend) eingenommen
werden. Häufigere Einnahmen weisen auf eine fehlerhafte
Therapie hin.

Wirkeintritt

Die Wirkung von Oxycodon und Oxycodon/Naloxon setzt mit 20 bis 30 Minuten etwas schneller ein als die von Morphium.

Dosierung

Auch für Oxycodon gibt es keine Tageshöchstdosis. Die erforderliche Dosis ist abhängig vom Verhältnis von Wirkung und Nebenwirkung. Eine übliche Dosierung von Oxycodon beträgt 40 bis 60 mg am Tag. Bei Oxycodon/Naloxon ist die Tageshöchstmenge auf 80mg pro Tag festgelegt, um Nebenwirkungen von Naloxon zu vermeiden.

Laborkontrollen

Regelmäßige Laborkontrollen sind nicht erforderlich.

Gegenanzeigen und Anwendungsbeschränkungen

Allg. Hinweise (s.o.). Oxycodon plus Naloxon sollte bei Lebererkrankungen nicht verwendet werden.

Nebenwirkungen

Die Nebenwirkungen sind mit denen aller anderen Opioide vergleichbar (s.o.). Bei der Einnahme von Oxycodon/Naloxon tritt eine Verstopfung (Obstipation) seltener auf.

3.3.3.6 Levomethadon

Wirkweise

Levomethadon (bekannter Handelsname: L-Polamidon) wird nicht nur in der Ersatzbehandlung (Substitution) von Heroinabhängigen sondern auch in der Schmerztherapie eingesetzt. Es ist ein Präparat, auf das zurückgegriffen werden kann, wenn ein anderes Opioid nicht so gut verträglich ist. Besonders bei Krebsschmerzen und/oder begleitenden Nervenschmerzen erzielt es gute Resultate.

Anwendungsregeln
Durch die Anwendung als Tropfen ergeben sich Vorteile bei Patienten mit Schluckstörungen. Ein Nachteil des Medikamentes ist seine schlechtere Steuerbarkeit aufgrund der langsamen und von Mensch zu Mensch unterschiedlichen Verstoffwechselung.

Wirkeintritt
Die Wirkung der Tropfen tritt relativ rasch nach ca. 20 Minuten ein.

Dosierung
Die Dosis ist abhängig vom Verhältnis von Wirkung und Nebenwirkung. Man beginnt mit einer relativ niedrigen Dosierung (zum Beispiel 3 x 5 Tropfen am Tag), die dann jeden Tag um einige Tropfen gesteigert werden kann. Im Unterschied zu anderen Opioiden soll nach Erreichen der wirksamen Dosis diese um ca. 10 % oder so weit, bis wieder Schmerzen auftreten, reduziert werden. Eine übliche Dosierung von Levomethadon kann 3 x 30 Tropfen am Tag betragen.

Laborkontrollen
Regelmäßige Laborkontrollen sind nicht erforderlich.

Gegenanzeigen und Anwendungsbeschränkungen
Allg. Hinweise (s.o.). Patienten, die die Tropfenzahl nicht sicher bestimmen können, sollten andere Opioide bekommen.

Nebenwirkungen
Die Nebenwirkungen sind mit denen aller anderen
Opioide vergleichbar (s.o.). Verstopfung scheint seltener
aufzutreten.

3.3.3.7 Buprenorphin

Wirkweise
Buprenorphin (bekannte Handelsnamen: Temgesic,
TransTec) ist ein stark wirksames Opioid. Es liegt als
Schmelztablette und als Pflaster vor. Die Tabletten dürfen
nicht geschluckt werden, sondern müssen unter die Zunge
gelegt werden, wo sie sich auflösen. Buprenorphin unterscheidet sich in seinem starken Bindungsverhalten an den
Opioidrezeptoren von anderen Opioiden. Daher sind
wesentlich geringere Mengen für den gleichen Effekt nötig
als bei Morphium und die Wirkdauer der Tabletten ist mit
6–8 h auch deutlich länger. Im Vergiftungsfall muss der
Arzt deshalb wiederholt ein Gegenmittel injizieren.

Das Atemzentrum wird aber erst bei höheren
Dosierungen als schmerzmedizinisch erforderlich beeinträchtigt, somit sind Beeinträchtigungen der Atmung
unter der Einnahme von Buprenorphin seltener zu
beobachten. In sehr viel höherer Dosis wird es auch
Süchtigen als Ersatzstoff für Heroin gegeben, weil es
weniger Risiken birgt als Methadon. Die suchtfördernden
Eigenschaften dieser Substanz sind geringer als die anderer
Opioide, weshalb Buprenorphin in niedriger Dosis
Mittel der Wahl ist, wenn Menschen mit einer Suchtvor-
geschichte oder einer zurückliegenden Entzugsbehandlung
eine Schmerztherapie mit starken Opioiden benötigen.

Anwendungsregeln
Durch die Anwendung als Pflaster und Schmelztablette
ergeben sich Vorteile bei Patienten mit Schluckstörungen.
Das Pflaster sollte im Regelfall alle 5–7 Tage gewechselt
werden. Die Tabletten werden unter die Zunge gelegt und
lösen sich dort auf.

Wirkeintritt
Die Wirkung der Tabletten beginnt relativ rasch nach ca.
20 Minuten. Die Wirkung des Pflasters beginnt erst 6–10
Stunden nach Aufkleben auf die Haut.

Dosierung
Die Dosis ist abhängig vom Verhältnis von Wirkung
und Nebenwirkung. Man beginnt mit einer niedrigen
Dosierung (z. B. 3–4 x 0,2 mg am Tag), die dann
gesteigert werden kann. Eine übliche Dosierung von
Buprenorphin beträgt in Tablettenform 0,6 bis 1,2 mg am
Tag, als Pflaster 52,5 µg pro Stunde. Höhere Dosierungen
verbessern nur sehr selten die Wirkung.

Laborkontrollen
Regelmäßige Laborkontrollen sind nicht erforderlich.

Gegenanzeigen und Anwendungsbeschränkungen
Allg. Hinweise (s.o.).

Nebenwirkungen
Die Nebenwirkungen sind mit denen aller anderen
Opioide vergleichbar (s.o.). Verstopfung und auch die
Beeinträchtigung der Atmung sowie Frakturen durch
Gangunsicherheit treten seltener auf. Buprenorphin sollte
nicht gleichzeitig mit anderen Opioiden kombiniert
werden. Nach längerem Einsatz der Schmelztablette sind
Schäden an den Zähnen beschrieben.

> Buprenorphin wirkt nur ausreichend, wenn es unter die Zunge gelegt wird. Das Medikament nicht schlucken, sonst nimmt die Wirkung ab.

3.3.3.8 Fentanyl

Wirkweise

Manche Patienten, z. B. mit fortgeschrittenen Tumorerkrankungen, haben Schwierigkeiten zu schlucken. Bei diesen Patienten ist die Verabreichung von stark wirksamen Opioiden über ein Pflaster (transdermale Systeme) hilfreich (Pro und Contra zur Gabe von Hautpflastern s. Abschn. 3.3.2.3). Es stehen auch Fentanylzubereitungen als sehr schnell wirksame Tablette zur Aufnahme über die Wangenschleimhaut und als Nasenspray zur Verfügung (bekannte Handelsnamen: Effentora, Instanyl). Sie sind aber nur zugelassen für die Behandlung von Durchbruchschmerzen bei Menschen mit Tumorschmerzen. Der Wirkeintritt und die Anflutung im Gehirn ist so rasch wie bei einer Injektion, daher besteht eine große Gefahr für eine Suchtentwicklung. Bei chronischen Schmerzen sind sie nicht zulässig und werden auch nicht von Krankenkassen erstattet. Auch bei Palliativpatienten kann sich dadurch noch kurzfristig eine Sucht entwickeln, deren Symptome die letzten Lebenswochen erheblich beeinträchtigen können.

Anwendungsregeln

Fentanyl-Pflaster (bekannte Handelsnamen: Durogesic, Matrifen) sollten nur angewendet werden, wenn eine stabile Einstellung der Schmerzmedikation erfolgt ist. Bei Patienten mit höherem und wechselndem Bedarf sowie bei Patienten in einem schlechten Allgemein-

oder Ernährungszustand (z. B. Palliativpatienten) ist die Therapie mit Fentanylpflaster nicht angezeigt, u.a. weil die Haut dann kaum noch durchblutet ist und der Wirkstoff nicht mehr ins Blut gelangt.

Die kurzwirksamen Fentanylpräparate sind nur bei Patienten mit Tumorschmerzen unter einer oralen Opioid-therapie zugelassen, wenn kurzfristig stärkste, wenige Minuten anhaltende Schmerzen auftreten und wenn Dauerschmerzen durch eine Behandlung mit langwirk-samen Opioiden gut kontrolliert sind (Alternativen sind Buprenorphin und Levomethadon!)

Wirkeintritt
Die Wirkung des Pflasters beginnt 6–10 Stunden nach dem Aufkleben auf die Haut.

Dosierung
Es gibt zwar keine Tageshöchstdosis, allerdings sprechen Dosierungen über 75 µg/h für eine erforderliche Therapie-änderung. Man beginnt mit einer niedrigen Dosierung (z. B. 12 oder 25 µg pro Stunde), die üblicherweise auf 25 bis 50 µg pro Stunde gesteigert werden kann. Ein Pflaster-wechsel erfolgt nach 3, falls zuvor Entzugssymptome auf-treten, auch schon nach 2 Tagen.

Laborkontrollen
Regelmäßige Laborkontrollen sind nicht erforderlich.

Gegenanzeigen und Anwendungsbeschränkungen
Allg. Hinweise (s.o.).

Nebenwirkungen
Die Nebenwirkungen sind mit denen aller anderen Opioide vergleichbar (s.o.). Verstopfung scheint bei Anwendung über das Pflaster seltener aufzutreten. Bei den

kurzwirksamen Fentanylpräparaten sind die Risiken für Nebenwirkung deutlich höher.

> Ultrakurz wirksame Fentanylpräparat sind nur für Krebs-patienten mit einer regelrecht durchgeführten Basis-therapie mit langwirksamen Opioiden zugelassen. Auch bei diesen und allen Patienten mit chronischen Schmerzen ist die Suchtgefahr so hoch, dass von der Verwendung dieser Sprays und Tabletten abgeraten wird.

Tab. 3.2 Empfehlenswerte Dosierungen von Opioiden in der Schmerztherapie

Medikament	Häufig ausreichende Dosis / Tag	Selten erforderliche Dosis / Tag
Tramadol	150–300 mg	450–600 mg
Tilidin/Naloxon	150–300 mg	450–600 mg
Tapentadol	200–300 mg	500 mg
Morphin	100 mg	180 mg
Hydromorphon	12–16 mg	32 mg
Oxycodon und Oxycodon/Naloxon	40–60 mg	80 mg
Levomethadon	5–25 mg	30–40 mg
Buprenorphin	Tbl: 0,6–1,2 mg	1,6 mg
	Pflaster: 52,5 µg	75 µg
Fentanyl (TTS)	25–50 µg/h	75–100 µg/h

3.4   Ko-Analgetika (Medikamente bei Nervenschmerzen)

Nervenschmerzen (z. B. bei oder nach einer Gürtelrose, nach Nervenverletzungen oder als Folge einer Polyneuro-pathie) sind generell schwerer zu behandeln als Gelenk- oder Muskelschmerzen. Die Wirksamkeit der üblichen Schmerzmittel ist geringer. Die hier jetzt vorgestellten speziellen Substanzen, die man als Ko-Analgetika bezeichnet, helfen maximal immer nur bei ca. der Hälfte der an Nervenschmerzen leidenden Patienten. Einer der

Gründe ist die in Abschn. 1.4.2 beschriebene Schmerz-
sensibilisierung, die bei Nervenschmerzen häufiger auftritt.
Hinzu kommt der Umstand, dass es viele unterschiedliche
Erscheinungsformen der Nervenschmerzen gibt. Einige
Patienten leiden nur unter kurzen oder längeren Schmerz-
attacken (z. B. bei vielen Gesichtsneuralgien), andere an
Dauerschmerzen, oftmals nur nachts oder bei Kälte bzw.
Berührung, wiederum andere eher an den Füßen (z. B.
beim Diabetes mellitus) und andere an den Händen (z. B.
nach einer Chemotherapie).

Wenn Nervenschmerzen nur an begrenzten Arealen
bestehen (z. B. nur an der Hand oder am Fuß), sollte man
vor einer Behandlung mit Tabletten eine lokale Therapie
beginnen, die im Erfolgsfall dann monatelang Linderung
erbringt.

Ansonsten ist eine orale Schmerztherapie mit Tabletten
sinnvoll. Bei Dauerschmerzen macht ein Versuch mit
Metamizol nach klinischer Erfahrung Sinn, auch wenn
es keine Studien dazu gibt. Paracetamol ist dagegen fast
immer unwirksam. Bevor man Opioide einsetzt, sollte
man als nächsten Schritt aber Präparate versuchen, die aus
der Neurologie bekannt sind und dort mit in der Regel
viel höherer Dosis bei Krampfanfällen oder Depressionen
verordnet werden. Diese Substanzen nennt man auch Ko-
Analgetika, weil sie oft zusammen mit anderen Schmerzmitteln, z. B. Opioiden, verschrieben werden. Der Begriff
ist aber nicht ganz richtig, denn bei Nervenschmerzen
können sie auch als einziges Medikament gegeben werden.
Für die Schmerzbehandlung können Ko-Analgetika meist
deutlich niedriger dosiert werden als bei neurologischen
Erkrankungen.

Diese Medikamente wirken in der Schmerztherapie –
im Gegensatz zu Benzodiazepinen – nicht als Beruhigungs-

oder Schlafmittel, sondern als Schmerzmittel. Gerade bei Antidepressiva steht diese Anwendung als Schmerzmittel nicht im Beipackzettel, sodass manche Patienten glauben, der Arzt wolle sie nur beruhigen, anstatt die Schmerzen zu behandeln.

> Die Kombination mehrerer Schmerzmittel ist sinnvoll, wenn sich deren Effekte gegenseitig ergänzen und so die einzelnen Medikamente in jeweils niedriger Dosis gegeben werden können.

3.4.1 Lokal wirksame Medikamente bei Nervenschmerzen

3.4.1.1 Lidocain (Pflaster)

Wirkweise

Ein örtlich anzuwendendes Betäubungsmittel mit dem Wirkstoff Lidocain (bekannte Handelsnamen: Versatis, Emla) gibt es zur Behandlung von oberflächlichen Schmerzen (z. B. beim Blutabnehmen von Kindern) als Salbe schon länger. Seit einigen Jahren gibt es eine Zubereitung in Form von lokal anzuwendendem lidocainhaltigen Pflaster. Dieses Pflaster ist bisher in Deutschland nur zur Behandlung von Schmerzen nach einer Gürtelrose zugelassen. Bei manchen anderen Patienten, vor allem mit Nervenschmerzen in der Folge von Nervenverletzungen, kann mit diesem Pflaster oft eine ausreichende Schmerzlinderung erzielt werden.

Anwendungsregeln
Das Pflaster kann je nach Bedarf zugeschnitten werden und wird auf die schmerzende Hautstelle aufgeklebt. Es verbleibt dort 10–12 Stunden und wird dann für 10–12 Stunden entfernt. Im Anschluss daran wird ein neues Pflaster aufgeklebt. Es ist nach Absprache mit dem behandelnden Arzt und der Krankenkasse zu prüfen, ob der Einsatz dieses Medikamentes auch erstattet werden kann.

Wirkeintritt
Die Wirkung tritt nach ca. 1–2 Stunden ein und hält auch nach Entfernung des Pflasters noch einige Stunden an.

Dosierung
Es dürfen bis zu maximal 3 Pflaster der Originalgröße verwendet werden.

Laborkontrollen
Regelmäßige Laborkontrollen sind nicht erforderlich.

Gegenanzeigen
Es sind keine Gegenanzeigen bekannt.

Nebenwirkungen
Die häufigsten Nebenwirkungen sind ein schlechtes oder bei manchen Patienten auch ein zu starkes Klebeverhalten des Pflasters, sodass bei dessen Entfernung Schmerzen bzw. lokale Hautreizungen auftreten können. Darüber hinaus sind keine relevanten Nebenwirkungen bekannt.

3.4.1.2 Capsaicin (Pflaster)

Wirkweise

Ein Pflaster mit dem Wirkstoff Capsaicin (bekannter Handelsname: Qutenza), der sich z. B. auch in Chili-Schoten befindet und dort für die Schärfe verantwortlich ist, kann bei Nervenschmerzen angewendet werden. Capsaicin ist auch in anderen Pflastern (z. B. ABC-Pflaster), in allerdings meistens wesentlich niedrigerer Dosierung enthalten. Es dringt in die Haut ein, führt zunächst zu Brennschmerzen für ein paar Stunden (selten Tage), dann ziehen sich die Schmerzfasern teilweise aus der Haut zurück. Dadurch kann es bei Nervenschmerzen für 8–10 Wochen zu einer Schmerzarmut kommen. Allerdings ist es fast nur wirksam, wenn die Nervenschmerzen noch nicht länger als 6 Monaten bestehen. Wenn zwei Versuche keinen ausreichenden Effekt haben, lohnen sich weitere Versuche nicht.

Anwendungsregeln

Die Anwendung dieses Pflasters sollte ausschließlich durch Ärzte oder geschulte Krankenschwestern bzw. Krankenpfleger erfolgen.

Wirkeintritt

Nach fachgerechter Verabreichung des Pflasters und anfänglich verstärkter Schmerzhaftigkeit tritt nach einigen Tagen (ca. 3 Tagen) eine für mehrere Wochen andauernde (ca. 8–10 Wochen) deutliche Schmerzlinderung ein. Der Anfangsschmerz kann durch anschließende Kühlung gelindert werden.

Laborkontrollen
Laborkontrollen sind nicht erforderlich.

Nebenwirkungen
Vor allem sind Schmerzen, Rötungen und andere Hautreaktionen an der Anwendungsstelle zu erwähnen.

Anwendungsbeschränkungen
Das Medikament sollte nicht bei offenen Wunden und nicht im Gesicht angewendet werden.

3.4.1.3 Botulinum-Neurotoxin A (Injektion)

Wirkweise
Botulinumtoxin A (BoNTA) kann bei der Behandlung von neuropathischen Schmerzen und der chronischen Migräne angewendet werden; es muss injiziert werden. Am bekanntesten ist neben der kosmetischen Anwendungen von BoNTA die Therapie von lokalen Krampfzuständen der Muskulatur (z. B. Schiefhals). Eher zufällige Beobachtungen führten zu der Erkenntnis, dass Botulinumtoxin (bekannte Handelsnamen: Botox, Xeomin) auch Schmerzen lindern kann. Patienten, bei denen aufgrund anderer Erkrankungen (z. B. Schiefhals) Botulinumtoxin appliziert wurde, berichteten in der Folge von selteneren Migräneanfällen. Der exakte Mechanismus dieser Wirkung von BoNTA ist nicht aufgeklärt. Botulinumtoxin ist auch bei Nervenschmerzen wirksam. Es hat keine schmerzreduzierenden Effekte bei akuten Schmerzen. Für die Behandlung von Nervenschmerzen liegen positive klinische Erfahrungen über mehrere Jahre vor. Es wurde mittlerweile in die Empfehlungen für die Behandlung von Nervenschmerzen – wenn auch an nachgeordneter Stelle – aufgenommen. Der Grund für die eher

zurückhaltende Empfehlung ist in der geringen Zahl der Studien zu sehen.

Anwendungsregeln
Die Anwendung darf ausschließlich durch Ärzte erfolgen, je nach Art der Schmerzen handelt es sich um eine Injektion unter die Haut oder auch direkt an einen Nerv, am besten kontrolliert mit Ultraschall. Zur Behandlung der chronischen Migräne ist das Medikament bereits zugelassen, für die Anwendung bei Nervenschmerzen muss eine Kostenerstattung bei der Krankenkasse beantragt werden (Off-Label-Use, s. Kap. 6.12).

Wirkeintritt
Die Wirkung tritt nach Tagen, in Einzelfällen auch erst nach ein bis zwei Wochen ein. Laborkontrollen sind nicht erforderlich. Ähnlich wie bei Capsaicin müssen die Injektionen in den meisten Fällen nach 8–12 Wochen wiederholt werden.

Nebenwirkungen
Die Injektion kann schmerzhaft sein. Je nach Art und Ort der Injektion kann es zu einer vorübergehenden Muskelschwäche oder –lähmung kommen. Bei wiederholter Gabe können Antikörper mit daraus resultierender Wirkungslosigkeit auftreten.

Anwendungsbeschränkungen
Allergien gegen Botulinumtoxin.

3.4.2 Antidepressiva

Wirkweise
Bei Nervenschmerzen ist das körpereigene schmerz-
hemmende System im Gehirn und Rückenmark beeinträchtigt. Bestimmte Antidepressiva wirken dem entgegen,
da sie die Konzentration von verschiedenen körpereigenen
Botenstoffen (Serotonin, Noradrenalin) im Gehirn und
Rückenmark erhöhen. Dadurch können Schmerzen besser
verarbeitet werden. Die hierfür benötigte Dosis ist deutlich geringer (bis zehnmal weniger) als zur Behandlung
einer Depression erforderlich.

Einige neuere Antidepressiva (sogenannte SSRI wie
Fluoxetin oder Citalopram) haben bei der Behandlung
der Depression Vorteile, haben aber keinen schmerzlindernden Effekt.

Die schmerzlindernden Effekte der „alten" sogenannten
trizyklischen Antidepressiva sind von Amitriptylin
und bei den neueren SSNRI von Duloxetin am besten
untersucht. Ihre Wirksamkeit bei Nervenschmerzen ist
bestätigt. Von den tetrazyklischen Antidepressiva scheint
auch Mirtazapin schmerzlindernd zu wirken; von den
SSNRI sollte den Leitlinien entsprechend der Einsatz von
Venlafaxin in Einzelfällen erwogen werden.

Anwendungsregeln
Die Therapie beginnt mit einer sehr langsamen Steigerung
der Dosis. Fast alle Nebenwirkungen treten in der
Anfangsphase stärker auf und werden dann im weiteren
Verlauf besser vertragen.

Wirkeintritt
Es dauert oft zehn und mehr Tage bis die Schmerzen
weniger werden.

Dosierung

Die Dosierungen sind bei den einzelnen Substanzen sehr unterschiedlich, die üblichen stehen in Tab. 3.3. Höhere Dosierungen sind in der Psychiatrie üblich, in der Schmerztherapie jedoch selten sinnvoll. Diese Medikamente werden normalerweise abends vor dem Schlafengehen eingenommen, Duloxetin und Venlafaxin auch tagsüber. Ein gutes Kriterium, ob Sie dieses Medikament in der entsprechenden Dosis vertragen, ist die Wachheit, die Sie am nächsten Morgen verspüren. Sollten Sie sich dauerhaft müde und antriebslos fühlen, ist möglicherweise die Dosis zu hoch gewählt.

Laborkontrollen

Vor Therapiebeginn sind bei allen Menschen über 60 Jahren und bei Patienten mit bekannten Herzrhythmusstörungen Kontrollen von Blutbild und Leberwerten sowie ein EKG erforderlich, das nach Erreichen der Enddosis wiederholt werden sollte.

Nebenwirkungen

Hauptsächliche Nebenwirkungen sind Müdigkeit und Konzentrationsstörungen. Mit der abendlichen Einnahme kann man dies zur Verbesserung des Schlafverhaltens nutzen – im Regelfall ist die Müdigkeit während des Tages dann weniger ausgeprägt. Gang- und Bewegungsunsicherheiten können ebenfalls auftreten. Die Nebenwirkungen können vielfältig sein und lassen sich unter dem Sammelbegriff „anticholinerg" zusammenfassen; das kann bedeuten: Mundtrockenheit, Harnverhalt, Verstopfung, erweiterte Pupillen, verminderte Schweißbildung. Weitere Nebenwirkungen sind Sehstörungen und sexuelle Funktionsstörungen sowie Gewichtszunahme. Herzrhythmusstörungen oder eine Herzschwäche sind bei niedriger Dosis bei Herzgesunden unwahrscheinlich.

Antidepressiva sind immer für eine Langzeittherapie gedacht, eine Einnahme bei Bedarf ist nicht sinnvoll, weil der Wirkeintritt zu lange dauert. Anders als bei Depressionen führt eine höhere Dosierung der Antidepressiva zu verstärkten Nebenwirkungen, verringert jedoch nur selten die Schmerzstärke.

Gegenanzeigen und Anwendungsbeschränkung

Bei Patienten älter als 60 Jahre oder mit bekannten Herzrhythmusstörungen und anderen Herzerkrankungen muss vor Behandlungsbeginn und nach 3 – 6 Monaten ein EKG angefertigt werden. Patienten mit Grünem Star, Prostatabeschwerden und best. Herzrhythmusstörungen (QT-Zeit Veränderung) sollten diese Medikamente nicht oder nur sehr zurückhaltend einsetzen.

Wechselwirkungen

Vorsicht ist geboten, wenn andere Medikamente eingenommen werden müssen, z. B. bestimmte Antidepressiva (MAO-Hemmer), Methadon (und auch Levomethadon) sowie best. Antiarrhythmika, hier können Herzrhythmusstörungen auftreten. Unerwünschte Wechselwirkungen kann es auch mit Tramadol geben (erhöhtes Risiko für Krampfanfälle). Vor allem SSRI, aber auch Duloxetin, erhöhen die Gefahr vom Magen-Darmblutungen bzw. Hautblutungen.

3.4.2.1 Besonderheiten einzelner Antidepressiva

3.4.2.1.1 Amitriptylin

Amitriptylin (bekannte Handelsnamen: Saroten, Amineurin) hat unter Berücksichtigung der Studienlage die besten Ergebnisse bei der Behandlung von Nervenschmerzen – hier müssen im Durchschnitt vier Patienten behandelt werden, um bei einem Patienten eine 50-prozentige Schmerzreduktion zu erzielen. Zudem gibt es mit diesem bereits 1962 eingeführten Medikament die meisten klinischen Erfahrungen.

Normalerweise fängt man bei Amitriptylin mit 10 mg zur Nacht an und steigert diese Dosis in Abhängigkeit der Verträglichkeit in der Regel bis 25 mg, manchmal auch bis 50 mg.

Die Nebenwirkungen entsprechen denen aller Antidepressiva, Müdigkeit kann aber besonders ausgeprägt sein. Bei der oftmals relativ niedrigen Dosierung (im Vergleich zum Einsatz in der Psychiatrie) zeigen sich auch die Nebenwirkungen entsprechend moderat.

3.4.2.1.2 Duloxetin

Duloxetin (bekannte Handelsnamen: Cymbalta, Yentreve) ist für die Behandlung der schmerzhaften diabetischen Polyneuropathie zugelassen. Ein darüberhinausgehender Einsatz bei anderen neuropathischen Schmerzen kann sinnvoll sein, ist aber ein Off-Label-Use. Im Vergleich zu Amitriptylin sind die geringere Häufigkeit und Ausprägung der Nebenwirkung wie z. B. Mundtrockenheit hervorzuheben. Es kann allerdings zu einem relevanten

Blutdruckanstieg nach der Einnahme kommen – so sollte gerade in der Anfangsphase der Einnahme der Blutdruck regelmäßig engmaschig kontrolliert und ggf. behandelt werden.

Die Startdosis beträgt 30 mg und kann schrittweise gesteigert (über 60 und 90 mg/d) werden; 120 mg beträgt die Tageshöchstdosis; die Einnahme erfolgt morgens.

Tab. 3.3 Empfehlenswerte Dosierungen von Antidepressiva in der Schmerztherapie

Medikament	Häufig ausreichende Dosis / Tag	Selten erforderliche Dosis / Tag
Amitriptylin	25–50 mg	75 mg
Mirtazapin	15 mg	45 mg
Doxepin	25 mg	75 mg
Duloxetin	30–60 mg	120 mg
Venlafaxin	75 mg	225 mg

3.4.3 Antikonvulsiva

Wirkweise
Einige Medikamente gegen Krampfanfälle (Antikonvulsiva oder Antiepileptika) können Nervenschmerzen lindern. Sie wirken über die Beeinflussung des Stoffwechsels der Nervenzellen, besonders gut bei blitzartigen oder attackenförmigen Schmerzen (z. B. bei der Trigeminus-neuralgie). Die für die Schmerztherapie wichtigsten Medikamente sind: Gabapentin, Pregabalin, Lamotrigin sowie das ältere Medikament Carbamazepin. Auch sie wirken nicht sofort bei der ersten Tablette, sondern erst nach einigen Tagen.

Anwendungsregeln

Um Gangunsicherheit, Müdigkeit und Konzentrationsstörungen in der Anfangsphase zu vermeiden, ist ein lang-
sames Eindosieren der Medikation erforderlich. Die Dosis
von Gabapentin / Pregabalin sollte also über Tage und
bei älteren Menschen eventuell über zwei Wochen bis zur
endgültigen Menge gesteigert werden. Dadurch versucht
man dem Organismus Gelegenheit zu geben, sich an die
Nebenwirkungen zu gewöhnen. Bei Carbamazepin werden
nur Tabletten mit langsamer Freisetzung empfohlen (sog.
Retardtabletten).

Wie bei den Antidepressiva sind alle Nebenwirkungen
in der Anfangsphase stärker. Vor allem Müdigkeit,
Stimmungsschwankungen, Gang- und Bewegungsunsicher-
heit können sehr ausgeprägt sein.

Wirkeintritt

Die Wirkung tritt erst ein, wenn eine ausreichende
Gesamtdosis erreicht ist; der Wirkbeginn hängt somit von
der Geschwindigkeit der Aufdosierung ab.

Dosierung

Die Dosierung der Präparate steht in Tab. 3.4. Die
Tageshöchstdosis sollte nicht überschritten werden, höhere
Dosierungen bringen oft keinen Vorteil, das heißt, man
strebt eher Dosierungen im mittleren Bereich an, um die
Nebenwirkungen besser beherrschen zu können.

Laborkontrollen

Kontrollen von Blutbild, Leberwerten und Mineralstoffen
(Elektrolyte) sowie bei Älteren und Herzkranken ein EKG
(wiederholen nach Erreichen der Enddosis) sind zu Beginn

der Therapie und im Abstand von 3–6 Monaten erforderlich. Die Bestimmung von Medikamentenspiegeln ist in der Schmerzmedizin nicht erforderlich, man orientiert sich an der Wirkung und überschreitet die empfohlene Tageshöchstdosis nicht.

> Antikonvulsiva sind nur für die Langzeittherapie gedacht, eine Einnahme bei Bedarf ist nicht sinnvoll.
> In der Phase der Eindosierung sollten Sie nicht aktiv am Straßenverkehr teilnehmen oder an Maschinen arbeiten.

Nebenwirkungen

Häufige Nebenwirkungen sind eine Beeinträchtigung der Konzentration und der Gedächtnisleistung, Schwindel, Gangunsicherheit, Gewichtszunahme sowie Sehstörungen. Wasseransammlungen (Ödeme) in Händen und Beinen, sehr selten in der Lunge können Ausdruck eines Natriummangels sein. Auch Gelenkschmerzen sind beschrieben. Bei Carbamazepin gibt es viele Wechselwirkungen mit anderen Medikamenten, deren Wirksamkeit verstärkt oder in anderen Fällen vermindert wird (zum Beispiel die der „Antibabypille"). Bei Lamotrigin wurden gravierende Hauterkrankungen beschrieben, weshalb die Aufdosierung sehr langsam erfolgen muss.

Anwendungsbeschränkungen

Bei Patienten mit ausgeprägter Herzschwäche sollten Antikonvulsiva nur nach gründlicher Abwägung der Alternativen eingesetzt werden. Diese Medikamente können auch die Stimmung beeinflussen: Dieses reicht von einer im Regelfall positiven Beeinflussung bis hin zu einer neu auftretenden Reizbarkeit und Verstimmung. Sollten Nebenwirkungen wie Wasseransammlungen in den Beinen, Luftnot oder Beeinträchtigung der Leistungsfähigkeit auftreten, ist das Medikament nach Rücksprache mit Ihrem Arzt abzusetzen.

3.4.3.1 Besonderheiten einzelner Antikonvulsiva

3.4.3.1.1 Gabapentin / Pregabalin

Gabapentin (bekannte Handelsnamen: Neurontin, Gabax) und Pregabalin (bekannte Handelsnamen: Lyrica, Pregabador) haben bei der Behandlung von Nervenschmerzen eine ähnliche Wirkstärke wie Antidepressiva, sie beeinflussen zum einen die Intensität der Schmerzen und zum anderen bei attackenförmigen Schmerzen die Häufigkeit der Attackenfrequenz. Gabapentin und Pregabalin nennt man gerne in einem Atemzug, da sie einen ähnlichen Wirkmechanismus aufweisen. Pregabalin ist zudem noch für die Behandlung von generalisierten Angststörungen zugelassen. Die Nebenwirkungen sind ähnlich – im Vordergrund stehen Beeinträchtigungen von Wachheit und Konzentrationsfähigkeit, Sehstörungen aber auch Gewichtszunahme. Manche Patienten, die aufgrund der Nebenwirkungen das eine Medikament nicht vertragen, kommen mit dem anderen deutlich besser zurecht. Die Gründe dafür sind nicht bekannt und auch vor Therapiebeginn ist nicht erkennbar welches Medikament im Einzelfall besser verträglich ist. Beim Absetzen der Medikamente kann es vereinzelt zu Entzugserscheinungen

kommen – diese bilden sich aber schneller zurück als bei den Opioiden. Beide Substanzen haben ein gewisses Suchtpotential, das aber geringer ist als das von Opioiden.

3.4.3.1.2 Carbamazepin

Carbamazepin (bekannte Handelsnamen: Tegretal, Timonil) war früher Mittel der Wahl zur Behandlung von neuropathischen Schmerzen. Noch heute hat es seinen festen Platz in der Behandlung der Trigeminusneuralgie. Die Nebenwirkungen sind mit denen der anderen Antikonvulsiva vergleichbar. Allerdings zeigt sich eine häufige zusätzliche, bisweilen deutliche Beeinträchtigung des Natriumspiegels und der Leberfunktion. Es gibt auch viele wichtige Wechselwirkungen mit anderen Medikamenten, vor allem mit Hemmstoffen der Blutgerinnung, aber auch mit Kontrazeptiva. Daher sollte Carbamazepin von Menschen, die mehrere Medikamente einnehmen müssen, möglichst nicht mehr und wenn doch, nur in Absprache mit allen behandelnden Ärzten verwendet werden. Oft sind dann engmaschige Laborkontrollen erforderlich.

Tab. 3.4 Empfehlenswerte Dosierungen von Antikonvulsiva in der Schmerztherapie

Medikament	Häufig ausreichende Dosis / Tag	Selten erforderliche Dosis / Tag
Gabapentin	1800 mg	3600 mg
Pregabalin	300 mg	600 mg
Carbamazepin	600 mg	1600 mg
Oxcarbazepin	1000 mg	2400 mg
Lamotrigin	100 mg	200 mg

3.5 Triptane

Wirkweise

Triptane (bekannte Handelsnamen: Imigran, Formigran) sind Kopfschmerzmedikamente, die speziell zur Behandlung von Migräneanfällen entwickelt wurden. Triptane wirken über spezielle Rezeptoren, die den Durchmesser der Blutgefäße regulieren, und greifen so in für die Migräne verantwortliche Krankheitsabläufe ein. Es gibt eine große Anzahl von Triptanen, die sich aber in allen wichtigen Aspekten wie Wirkdauer und Verträglichkeit ähnlich sind. Welches Triptan für Sie geeignet ist, wird Ihr Arzt gemeinsam mit Ihnen besprechen. Neben dem Einsatz in der Migränetherapie sind Triptane auch beim Cluster-Kopfschmerz sinnvoll einzusetzen; ein anderes Einsatzgebiet für diese Medikamente gibt es nicht.

Anwendungsregeln

Triptane sind bei Migräneanfällen mit und ohne Aura einsetzbar. Sie sollten möglichst früh zu Beginn eines Migräneanfalls (jedoch nicht vor oder während der Aura) eingesetzt werden. Triptane gibt es als Tablette, Schmelztablette, Nasenspray, Zäpfchen oder als Fertig-Spritze. Die Einnahme der Triptane sollte nicht häufiger als 10 mal im Monat (eher deutlich weniger) erfolgen, da sonst auch ein Kopfschmerz bei Medikamentenübergebrauch entstehen kann. Sumatriptan (50 mg), Almotriptan (12,5 mg) und Naratriptan (2,5 mg; vor allem bei länger andauernden Attacken und Wiederkehrkopfschmerz gut geeignet) sind rezeptfrei in der Apotheke zu erhalten.

Wirkeintritt
Meistens tritt die Wirkung der Triptane nach 30–60 Minuten ein, oftmals mit dem Ergebnis nahezu vollständiger Schmerzfreiheit. Viele Triptane wirken nur eine begrenzte Zeit, sodass nach einer bestimmten Zeit die Migränekopfschmerzen wieder auftreten. Hier ist die zweite Einnahme eines Triptans sinnvoll. Weitere Einzelheiten sollten Sie mit dem Sie behandelnden Arzt besprechen.

Dosierung
Die Dosierung ist individuell und in Abhängigkeit des gewählten Triptans unterschiedlich und sollte durch den Arzt festgelegt werden.

Nebenwirkungen
Typische Nebenwirkungen sind Wärme- und Hitzegefühl, leichtes Schwächegefühl, Schwindel, Missempfindungen und leichte Übelkeit. Manchmal kommt es zu vorübergehenden Blutdruckanstiegen und Angina pectoris Anfällen (Engegefühl in der Brust).

Laborkontrollen
Laborkontrollen sind nicht erforderlich.

Gegenanzeigen und Anwendungsbeschränkungen
Bei Herz- oder Gefäßerkrankungen (Schlaganfall) dürfen Triptane nicht eingesetzt werden. Weiterhin sind kardiologische Kontrollen vor Therapiebeginn bei Frauen nach der Menopause und Männern über 40 Jahren angezeigt.

3.6   Cannabinoide

Wirkweise

Cannabisbasierte Medikamente und medizinisches Cannabis werden vor allem zur Behandlung von chronischen Schmerzen eingesetzt; seltener zur Behandlung anderer klinischer Symptome (Spastik, Depression, Übelkeit und Erbrechen). Unter den mehr als 100 verschiedenen Cannabisbestandteilen sind das Tetrahydrocannabinol (THC) und das Cannabidiol (CBD) besser untersucht. Neben Fertigpräparaten (z. B. Dronabinol), synthetischen Cannabinoiden (z. B. Nabilone) und Rezepturarzneimitteln werden auch Cannabisblüten und -extrakte (medizinisches Cannabis) angewendet. CBD ist als Nahrungsergänzungsmittel frei verkäuflich. Diese eigentlich schon Jahrhunderte alte Tradition der Behandlung hat in den letzten Jahren eine Verstärkung erfahren seitdem 2017 eine Gesetzesänderung in Kraft trat, die – ohne dafür ein bestimmtes Krankheitsbild festzulegen – den Einsatz von Cannabis bei Patienten mit einer schwerwiegenden Erkrankung weitgehend erlaubt. Es wurden im Rahmen dieser Erlaubnis nur die Fälle ausgeschlossen, bei denen ein therapeutischer Nutzen keinesfalls eintreten kann. So wurde Cannabis zu einem Arzneimittel – ohne dass allerdings festgelegt wurde, bei welcher Erkrankung ein positiver Effekt zu erwarten ist.

Fehlende Zulassungsstudien und somit auch das Fehlen einer eindeutigen Indikation bei der Behandlung von Schmerzen haben dazu beigetragen, dass bei der Beurteilung des therapeutischen Nutzens von Cannabis ein erhebliches Missverhältnis zwischen Erwartungen der Patienten einerseits und wissenschaftlich gesicherten Belegen andererseits besteht.

Alle Daten deuten aber darauf hin, dass cannabis-basierte Medikamente nur bei wenigen Patienten chronische Schmerzen deutlich vermindern. CBD allein wirkt nicht schmerzlindernd. Die Kombination von THC mit CBD scheint dagegen Vorteile zu haben, da hierunter seltener unerwünschte psychische Effekte auftreten wie z. B. die vom Haschisch bekannten euphorischen Veränderungen der Sinneswahrnehmung.

Bei Gewebeschmerzen (z. B. Arthrose oder Rückenschmerzen) sind alle Cannabinoide nicht besser als ein Placebo und anderen Schmerzmitteln unterlegen. Auch bei Krebsschmerzen haben sich die Hoffnungen auf eine Schmerzreduktion zerschlagen, was allerdings positive Effekte im Einzelfall nicht ausschließt. So ist auch eine Aufnahme von Cannabis in das 2019 überarbeitete WHO-Stufenschema nicht erfolgt. Bei chronischen Nervenschmerzen ist Cannabis bei ausgewählten Patienten eine Behandlungsform, unter Berücksichtigung der aktuellen Empfehlungen, allerdings als 3. Wahl. Die größte Wahrscheinlichkeit für eine Schmerzlinderung durch Cannabis besteht bei Patienten mit schmerzhafter Spastik z. B. bei der Multiplen Sklerose, aber auch bei Patienten mit Rückenmarkverletzungen. Hierfür gibt es wissenschaftliche Wirkbelege und / oder zumindest doch beeindruckende positive Einzelerfahrungen. Bei den übrigen Nervenschmerzen jedoch ist Cannabis kaum wirksamer als ein Placebo. Die Wirksamkeit wird in der Laienpresse deutlich positiver gesehen als in der wissenschaftlichen Literatur. Umstritten ist auch, ob Cannabinoide helfen, die Dosis anderer Schmerzmittel (z. B. Opioide) zu senken.

Für eine differenzierte Behandlung im Hinblick auf die verschiedenen Cannabisprodukte, z. B. mit jeweils unterschiedlichem Anteil von THC und CBD, liegen keine ausreichenden Daten vor. Für Dronabinol und Nabiximols ist die gegenwärtige Datenlage so, dass diese Medikamente immer noch besser eingesetzt werden sollten als Cannabisblüten. Gerade für den Einsatz von Cannabisblüten ist die Datenlage bzw. der Wirknachweis als Schmerz reduzierendes Medikament noch deutlich unsicherer als bei Fertigpräparaten.

Anwendungsregeln

Als Fertigarzneimittel stehen in Deutschland zur Schmerzbehandlung Sativex-Spray und Dronabinol-Tropfen zur Verfügung. Das als Spray vorliegende Cannabis (Mischung aus THC und CBD) wird nach ärztlicher Anweisung über 14–21 Tage langsam aufdosiert; ein ähnliches Vorgehen erfolgt mit den Dronabinol-Tropfen. Eine Kostenübernahme der Behandlung mit Cannabis muss durch die Krankenkasse genehmigt werden.

Dosierung

Sativex 2 mal täglich mehrere Hübe; max. 12 Hübe am Tag. Dronabinol 3 mal täglich Tropfen in ein fettlösliches Medium (z. B. Joghurt).

Laborkontrollen

Regelmäßige Laborkontrollen sind nicht erforderlich.

Gegenanzeigen

Bei einer bekannten Herzschwäche bzw. Herzerkrankung, einer gravierenden psychischen Störung, einer aktuellen oder auch früheren Psychose / Angsterkrankung sowie einer Medikamentenabhängigkeit / Suchterkrankung in der Krankenvorgeschichte sollten Cannabinoide nicht eingenommen werden.

Nebenwirkungen

Müdigkeit und Schwindel treten häufig auf; ebenfalls häufig sind dosisabhängig Magen-Darm Beschwerden, sowohl Durchfall als auch Verstopfung. Geschmackstörungen sind vor allem bei der Sprayanwendung zu beobachten. Alle Cannabinoide können kardiale Nebenwirkungen (Herzrasen, Bluthochdruck) auslösen. Der langfristige Gebrauch ist mit einem erhöhten Risiko für Herzinfarkt und Schlaganfälle verbunden. Auch psychische Nebenwirkungen, die mit negativer Stimmung, erhöhter Wahrnehmung sensorischer Reize und Halluzinationen verbunden sein können, treten auf. Diese Effekte erklären sowohl das Missbrauchspotenzial (betroffen sind vor allem jüngere Männer), aber auch die Anwendung von Cannabis bei bestimmten psychischen Störungen. Alle diese Effekte treten dosisabhängig und mit großer individueller Vielfalt auf.

4

Nebenwirkungen von Schmerzmedikamenten – deren Behandlung und Vorbeugung

4.1 Müdigkeit/ Konzentrationsstörungen

Auslösende Medikamente: Müdigkeit und Konzentrationsstörungen können nach der Einnahme von Schmerzmitteln auftreten, am häufigsten bei Opioiden, Antidepressiva, Antikonvulsiva und Cannabinoiden. Das gilt besonders bei rascher Steigerung der Dosis. Sie können sich verstärken, wenn die genannten Medikamente in Kombination oder zusammen mit Beruhigungs- und Schlafmitteln eingenommen werden.

In diesem Zusammenhang muss nochmals darauf hingewiesen werden, dass gerade zu Beginn einer Therapie bei Müdigkeit und Konzentrationsstörungen die Teilnahme am Straßenverkehr und die Arbeit an Maschinen unterbleiben muss. Bei stabiler Dosierung ist die Teilnahme

© Der/die Autor(en), exklusiv lizenziert an Springer-Verlag GmbH, DE, ein Teil von Springer Nature 2022
A. Schwarzer und C. Maier, *Ratgeber Schmerzmittel*,
https://doi.org/10.1007/978-3-662-64577-2_4

am Straßenverkehr wieder zulässig, wenn keine Beeinträchtigung mehr spürbar ist.

Verlauf: Meist ist es jedoch so, dass bei gutem Ansprechen auf die Medikamente und bei einer angemessenen Dosierung Wachheit und Konzentrationsfähigkeit erhalten bleiben.

Vorbeugung: Langsame Aufdosierung, Vermeidung von nicht verträglichen Kombinationen, keine zusätzlichen Schlaf- und Beruhigungsmittel und Vermeidung von Alkohol mildern oder verhindern diese Nebenwirkung.

Behandlung: Eine Reduktion der Dosis vermindert normalerweise die Schwere der Nebenwirkung. Bei bleibenden Symptomen sollte ein Wechsel der Substanzen mit der Ärztin/dem Arzt besprochen werden.

4.2   Medikamentenabhängigkeit und Suchterkrankung

Auslösende Medikamente: Medikamentenabhängigkeit und Suchterkrankung treten nicht nur unter Opioiden und Cannabinoiden auf, sind aber darunter vermutlich häufiger als bei der Einnahme von Antikonvulsiva wie Gabapentin und Pregabalin. Viele andere Medikamente, speziell Beruhigungs- und Schlafmittel, führen allerdings noch häufiger als Opioide zu einer Suchterkrankung.

Man muss begrifflich körperliche Gewöhnung einerseits und seelische Abhängigkeit mit fließendem Übergang zur einer Suchterkrankung andererseits trennen. Das erste ist häufig, aber klinisch oft nicht bedeutsam; das zweite ist selten, aber oft problematisch und muss verhindert werden.

Jede regelmäßige Einnahme von Opioiden und auch Antikonvulsiva (v. a. in höheren Dosierungen) führt meistens zu einer körperlichen Gewöhnung an diese Medikamente. Diese Gewöhnung führt dazu, dass ein abruptes Beenden der Einnahme zu einer Entzugssymptomatik führt. Bei sachgerechter Einnahme der Medikamente und bei tolerablen Nebenwirkungen stellt diese körperliche Gewöhnung keine klinisch relevante Problematik dar.

Die Gefahren der seelischen Abhängigkeit und die Risikofaktoren für eine Suchterkrankung z. B. unter Opioiden, werden im Abschn. 3.3.1.5 ausführlich dargestellt. Bedroht hiervon sind vor allem Menschen mit einer schon zuvor bestehenden nicht behandelten Suchterkrankung (Alkohol, starke Raucher, Beruhigungs- oder Schlafmittelabhängigkeit), aber auch jene, die unter schweren seelischen Erkrankungen wie Angst- und Panikerkrankungen oder Depressionen leiden.

> Eine Medikamentenabhängigkeit oder Sucht ist eine Krankheit, d. h. nicht Ausdruck einer Willensschwäche. Eine Behandlung ist möglich. Die Aussichten für eine dauerhafte Schmerzlinderung danach sind gut.

Zeichen einer Suchterkrankung sind:

- Zwanghaftes Verlangen nach der Medikamenteneinnahme: Man denkt immer öfter darüber nach, wie man sicherstellt, dass man die Medikamente erhält.
- Das „Nicht-mehr-aufhören-Können" : Man versucht, sich Medikamente auch dann zu beschaffen, wenn ein Arzt sie nicht mehr verschreiben möchte. Man benötigt oft (aber nicht immer) größere Mengen, damit die erwünschte Wirkung eintritt. Man steigert auch die Dosis kurzfristig wirksamer Opioide oder sonstiger

Sucht fördernder Zusatzmittel wie Schlafmittel, Alkohol oder selten auch anderer Drogen.

- Fortdauernder Gebrauch der Substanz, obwohl der Arzt einem die Gefahren erklärt hat oder die schädlichen Folgen bereits eingetreten sind.

Bei der Entwicklung einer Suchtkrankheit ist es oft so, dass Familienangehörige und Freunde es früher bemerken als man selbst: Man wird gefragt, warum man sich verändert habe, warum man reizbar sei und/oder warum man sich so schlecht unter Kontrolle habe. Typischerweise nehmen auch die Schmerzen und Nebenwirkungen zu. Dennoch versuchen Suchtkranke, weiterhin die Medikamente einzunehmen und ihre Umwelt im Unklaren über ihre Erkrankung zu lassen.

Wenn Sie bei ehrlicher Selbstprüfung feststellen, dass einige dieser beschriebenen Verhaltensweisen auf Sie zutreffen, sollten Sie mit Ihrer Ärztin/Ihrem Arzt darüber sprechen.

Verlauf: Ohne fachkundige Behandlung ist der Verlauf oft schwer und ungünstig. Die Schmerzen werden stärker, die Medikamente wirken immer weniger. Schlaf-, Arbeitssowie Entspannungsfähigkeit nehmen rapide ab.

Vorbeugung: Die Orientierung an den Einnahmeregeln (s. Abschn. 3.1.1) ebenso wie die regelmäßige und nicht bedarfsorientierte Medikamenteneinnahme, Dosisbegrenzung und Absprache mit der Ärztin/dem Arzt tragen dazu bei, eine Medikamentenabhängigkeit zu vermeiden.

Behandlung: Die Behandlung ist möglich, wenn ein Patient diese wirklich will. Die einzige sinnvolle Behandlungsoption ist der ärztlich kontrollierte, bei Opioiden in der Regel stationäre Entzug aller Sucht fördernden Medikamente. Dieser ist nicht einfach, aber nicht so unerträglich, wie bisweilen behauptet wird.

Heute stehen viele Medikamente zur Unterstützung zur Verfügung. Die Aussicht einer längerfristigen Heilung ist zudem gut.

4.3 Verstopfung

Auslösende Medikamente: Verstopfung (oder auch Obstipation genannt) tritt nahezu regelhaft bei der Einnahme von Opioiden auf. Das Ausmaß kann jedoch individuell sehr unterschiedlich sein. Auch andere Medikamente, z. B. Antidepressiva und Cannabinoide können eine Verstopfung begünstigen, allerdings meistens nicht in dem Ausmaß und der Regelmäßigkeit wie Opioide.

> Verstopfung ist auch unter Opioiden kein unvermeidliches Schicksal: Es gibt Maßnahmen zur Vorbeugung und zur Therapie.

Verlauf: Der Körper gewöhnt sich nicht an diese Nebenwirkung der Opioide. Sie müssen – wenn Sie unter Verstopfung leiden – für die gesamte Dauer der Opioideinnahme stuhlgangfördernde Maßnahmen einleiten.

Vorbeugung: Achten Sie auf einen regelmäßigen Stuhlgang; er sollte normalerweise alle 2–3 Tage erfolgen. Sollten Sie länger als eine Woche keinen Stuhlgang haben, so ist die Rücksprache mit Ihrem Arzt dringend erforderlich. Eine regelmäßige Einnahme von stuhlgangregulierenden Medikamenten ist auch die beste Vorbeugung gegen Verstopfung.

Behandlung: Empfehlenswert ist die begleitende Einnahme von Medikamenten wie Macrogol oder Natriumpicosulfat. Darüber hinaus sind auch eine ausreichende Flüssigkeitszufuhr sowie der Verzehr von abführenden

Lebensmitteln ratsam. Auch ein Präparatewechsel zu anderen Opioiden (Oxycodon mit Naloxon) ist manchmal angezeigt. Einige Opioide haben ein etwas geringeres Obstipationsrisiko (u. a. Buprenorphin, Tapentadol oder auch die Kombination mit einem Gegenmittel wie bei Tilidin oder Oxycodon mit Naloxon). Wenn diese Maßnahmen nicht helfen, gibt es hochwirksame nur im Darm wirksame Opioid-Gegenstoffe (Antagonisten; z. B. Naloxegol), die sehr gut verträglich sind, aber nur bei Darmstörungen helfen, die durch Opioide ausgelöst werden.

4.4 Übelkeit und Erbrechen

Auslösende Medikamente: Übelkeit – seltener auch Erbrechen – sind vereinzelt auftretende Begleiterscheinungen bei der Einnahme von tNSAR, Coxiben und Metamizol. Nahezu regelhaft treten diese Nebenwirkungen bei der Einnahme von Opioiden auf – seltener, dann aber auch sehr belastend, bei Cannabinoiden.

Verlauf: Normalerweise gehen diese Beschwerden bei den Nicht-Opioiden, manchmal erst nach Wechsel des Wirkstoffes oder auch des Handelpräparates vollständig zurück (manche Patienten vertragen Ibuprofen nicht, hingegen z. B. Diclofenac problemlos – ein medizinischer Grund ist oftmals dafür nicht zu erkennen). Bei der Einnahme von Opioiden verschwindet die Übelkeit bei den weitaus meisten Menschen nach einigen Tagen (ca. 5 Tage) ohne weitere Maßnahmen vollständig.

Vorbeugung: Manche Ärzte verschreiben zu Beginn der Opioideinnahme vorsichtshalber für die ersten Tage ein Medikament gegen Übelkeit.

Behandlung: Sollte die Übelkeit (oder das Erbrechen) über eine längere Zeit bestehen bleiben, empfiehlt sich – nach vorheriger hausärztlicher Klärung, ob z. B. die Magenpassage verlangsamt ist – die begleitende Einnahme (zeitbegrenzt) eines entsprechenden die Passage beschleunigenden Medikamentes (Prokinetikum, z. B. Metoclopramid; Handelsname: MCP) oder eines Medikamentes gegen allgemeine Übelkeit (z. B. Dimenhydrinat oder Ondansetron; Handelsname: Vomex bzw. Zofran).

4.5 Juckreiz

Auslösende Medikamente: Vereinzelt berichten Patienten nach Einnahme von Opioiden über einen ausgeprägten Juckreiz, der zum Teil über den gesamten Körper verteilt ist.

Verlauf: Der Verlauf bzw. die Veränderungen des Juckreizes sind nicht vorhersehbar. Bei einigen Patienten verschwindet er kurze Zeit nach Behandlungsbeginn, bei manchen bleibt er unverändert bestehen und nimmt teilweise sogar noch zu.

Vorbeugung: Eine gezielte Vorbeugung ist nicht möglich.

Behandlung: Die Behandlung dieser unerwünschten Wirkung ist sehr schwierig und oftmals unbefriedigend. Neben dem Versuch Medikamente, die auf Juckreiz mildernd wirken, einzunehmen, besteht eine weitere Behandlungsmöglichkeit darin, das Opioid-Präparat zu wechseln.

4.6 Schwitzen

Auslösende Medikamente: Diese Nebenwirkung tritt gehäuft nach der Einnahme von Metamizol oder Opioiden auf.

Verlauf: Das Schwitzen kann sowohl tagsüber als auch isoliert nachts auftreten.

Vorbeugung: Eine gezielte Vorbeugung ist nicht möglich.

Behandlung: Auch diese unerwünschte Nebenwirkung ist oftmals nur sehr unzureichend zu behandeln, zum Beispiel können ergänzend Salbeipräparate oder anticholinerg wirkende Medikamente (z. B. Bornaprin; Handelsname: Sormodren) eingenommen werden. Andernfalls ist ein Präparatwechsel in Erwägung zu ziehen.

4.7   Asthma bronchiale

Auslösende Medikamente: Diese Nebenwirkung tritt vereinzelt nach Einnahme von tNSAR (vermutlich nicht bei Coxiben), Metamizol und Opioiden auf, hier am häufigsten unter Morphin.

Verlauf: Bekannte asthmatische Beschwerden können sich nach Einnahme dieser Medikamente verstärken.

Vorbeugung: Eine konkrete Vorbeugung gibt es nicht, allerdings sollten Patienten mit bekanntem Asthma bronchiale vor der Einnahme der Medikamente ihren Arzt darauf aufmerksam machen. Wenn Sie ein Schmerzmittelasthma hatten, sollten Sie auch andere tNSAR und Metamizol nicht einnehmen bzw. nur nach Rücksprache mit Ihrem Arzt.

Behandlung: Ein Präparatwechsel sollte erfolgen.

4.8   Unerwünschte Stimmungsänderungen

Auslösende Medikamente: Stimmungsänderungen können nach der Einnahme von Opioiden auftreten. Manchmal berichten Patienten von schleichenden Veränderungen, die von kurzfristig euphorischer Stimmung bis hin zu – häufiger auftretender – depressiver Verstimmt- und Gereiztheit reichen. Oftmals fällt die Veränderung eher den Angehörigen als den Betroffenen selbst auf. Auch Antidepressiva (vor allem bei Wechsel des Präparats) und Antikonvulsiva (gerade Gabapentin und Pregabalin) können diese Veränderungen hervorrufen.

Verlauf: Bisweilen kommt es zu einem Rückgang dieser Probleme, meistens nehmen sie im Verlauf der Einnahme jedoch zu.

Vorbeugung: Eine gezielte Vorbeugung ist nicht möglich.

Behandlung: Ein Präparatwechsel und – falls möglich – eine deutliche Dosisreduktion, in Einzelfällen sogar eine Entzugsbehandlung können erforderlich sein.

4.9 Störungen der Sexualfunktion

Auslösende Medikamente: Antidepressiva, Antikonvulsiva und Opioide, vor allem in Kombination, beeinträchtigen oftmals negativ die sexuellen Funktionen und das sexuelle Interesse bei Männern und Frauen. Opioide können zu einem Testosteronmangel führen.

Verlauf: Der Verlauf der sexuellen Funktionsstörungen ist nicht vorhersehbar.

Vorbeugung: Eine gezielte Vorbeugung ist nicht möglich.

Behandlung: In erster Linie ist hier eine Dosisreduktion der jeweiligen Medikamente sinnvoll. Vor jeder anderen Therapie sollte ein Urologe oder Gynäkologe konsultiert werden.

Ein Versuch mit potenzfördernden Medikamenten, die allerdings nicht von der Krankenkasse bezahlt werden, kann sinnvoll sein. Wenn unter der Opioidmedikation ein Testosteronmangel nachweislich auftritt, kann ein

Hormonersatz diskutiert werden; besser wäre es aber, einen Präparatwechsel zu Buprenorphin vorzunehmen, da dieses keinen Testosteronmangel erzeugt.

4.10 Wassereinlagerung (Ödeme)

Auslösende Medikamente: Ödeme können nach der Einnahme von tNSAR, Coxiben, Antikonvulsiva und selten auch unter Opioiden auftreten. Im Regelfall treten diese Ödeme an den Unterschenkeln oder Füßen auf. Die Ursachen für die Ausbildung von Ödemen sind bei verschiedenen Medikamenten unterschiedlich; zudem können Vorerkrankungen, vor allem Herz- und Nierenerkrankungen, die Ausprägung von Ödemen begünstigen.

Verlauf: Wenn Ödeme nach der Medikamenteneinnahme entstehen, bilden sie sich im Verlauf der Einnahme nicht zurück.

Vorbeugung: Eine gezielte Vorbeugung ist nicht möglich.

Behandlung: In jedem Fall ist eine Rücksprache mit Ihrem Arzt erforderlich. Meistens muss das Medikament dann abgesetzt bzw. in der Dosis deutlich reduziert werden.

> Wasseneinlagerungen (Ödeme) unter Medikamenten sind immer ein ungünstiges Zeichen, müssen aber im Einzelfall nicht gefährlich sein. Es sollte ein Medikamentenwechsel oder ein Absetzen der Präparate nach Rücksprache mit der Ärztin/dem Arzt erwogen werden.

4.11 Zeichen der Überdosierung

Auslösende Medikamente: Sämtliche bisher erwähnten Medikamente können überdosiert werden. Bei den tNSAR, Coxiben, Metamizol, Paracetamol, Tramadol, Tilidin, Oxycodon mit Naloxon sowie Tapentadol gibt es festgelegte Tageshöchstdosierungen und klare Regeln, so dass Überdosierungen zu vermeiden sind. Bei Antidepressiva und Antikonvulsiva sind die Grenzen fließend. Zeichen der Überdosierung bei diesen Medikamenten lassen sich daran erkennen, dass die beschriebenen Nebenwirkungen deutlicher hervortreten, z. B. Verwirrtheit, Halluzinationen, Gangstörungen. Bei den anderen Opioiden gibt es keine definierten Höchstdosierungen, sodass hier häufiger Überdosierungen zu beobachten sind. Zeichen der Opioid-Überdosierung sind: Verstärkte Müdigkeit, Stimmungsschwankungen, Gereiztheit und unwillkürliche Muskelzuckungen.

Verlauf: Beim Einsatz von Antidepressiva und vor allem von Antikonvulsiva gewöhnt sich der Körper an die Medikamente, und die Nebenwirkungen verschwinden im Laufe der Behandlung. Wenn die Nebenwirkungen stärker werden, spricht das für eine Überdosierung.

Vorbeugung: Gerade bei der Behandlung mit Antidepressiva und Antikonvulsiva ist die wirkungsvollere Vorbeugung einer Überdosierung eine langsame und nur in kleinen Schritten vorgenommene Eindosierung der Medikamente.

Behandlung: Bei der Überdosierung eines Medikamentes muss immer eine Rücksprache mit der Ärztin/ dem Arzt und im Regelfall eine deutliche Dosisreduktion erfolgen.

5

Einnahme von Schmerzmitteln unter Berücksichtigung von Vorerkrankungen und bestimmten Personengruppen

5.1 Schmerzmittel und Vorerkrankungen

Die Einnahme von Schmerzmitteln kann bei schon bestehenden Erkrankungen im Allgemeinen zwei ungünstige Effekte hervorrufen (vgl. Tab. 5.1). Auf der einen Seite kann es sein, dass das jeweils vorgeschädigte Organ durch die Medikation weiter geschädigt wird. So können z. B. einige Schmerzmittel Nierenerkrankungen sogar verschlimmern. Dieses gilt vor allem für entzündungshemmende Schmerzmedikamente (NSAR, z. B. Ibuprofen, Diclofenac, aber auch die modernen Coxibe), aber vermutlich auch für Paracetamol. Auf der anderen Seite können Nieren- und Lebererkrankungen den Abbau von Medikamenten beeinflussen. Infolgedessen kann es zu einer Anhäufung des Medikamentes oder seiner

© Der/die Autor(en), exklusiv lizenziert an Springer-Verlag GmbH, DE, ein Teil von Springer Nature 2022
A. Schwarzer und C. Maier, *Ratgeber Schmerzmittel*,
https://doi.org/10.1007/978-3-662-64577-2_5

Tab. 5.1 Vorerkrankungen und mögliche Auswirkungen einer Schmerzmitteleinnahme

Erkrankung	Erhöhtes Risiko unter	
	Nicht-Opioiden	Opioiden
Magen- oder Darm-blutung (auch in der Vorgeschichte)	ja; tNSAR (z. B. Ibuprofen, Diclofenac), Kortison und einige Antidepressiva erhöhen die Blutungsgefahr und die Bildung von Magen- und Darm-geschwüren	nein
Herzinfarkt, Angina pectoris	ja; tNSAR, Coxibe und Cannabinoide erhöhen das Risiko für Herz- und Kreis-lauferkrankungen (Herzinfarkt, Schlag-anfall)	nein ggf. Risiko bei lang-fristiger Einnahme erhöht
Asthma bronchiale	ja; tNSAR, Aspirin, Metamizol und PCM können Asthmaan-fälle hervorrufen (Coxibe vermutlich seltener). Asthma-tiker sind besonders gefährdet	vereinzelt bei allergischer Ver-anlagung, bekannt bei Morphin
Lungen-erkrankungen mit dauerhaftem Luft-mangel (Emphysem, COPD)	ja; siehe: Asthma bronchiale	ja; bei allen Opioiden (aber niedrigdosiert hilf-reich bei Luftnot)

(Fortsetzung)

Tab. 5.1 (Fortsetzung)

Erkrankung	Erhöhtes Risiko unter	
	Nicht-Opioiden	Opioiden
Nieren-erkrankungen	ja; tNSAR und Coxibe sollten vermieden werden. PCM sollte nicht auf Dauer ein-genommen werden Metamizol kann ein-genommen werden – ggf. geringfügige Dosisanpassung	nein; relative unbedenklich, langsame Dosis-anpassung. Levomethadon und Morphin ungünstig bei Nieren-insuffizienz
Lebererkrankungen	ja; PCM, tNSAR und auch Metamizol können eine Leber-schädigung hervor-rufen	nein; relativ unbedenklich, langsame Dosis-anpassung. Naloxon (Tilidin/Naloxon oder Oxycodon/Naloxon) sollte ver-mieden werden
Schlafapnoe (OSAS)	nein	ja; bei bei allen Opioiden

chemischen Abkömmlinge im Körper kommen, was unter Umständen zu Vergiftungserscheinungen führen kann.

Im Einzelfall können Schmerzmittel trotz erhöhten Risikos bei Vorerkrankungen notwendig sein. Häufig kann der Arzt das Risiko durch Dosisreduktion oder Präparatwechsel senken, in anderen Fällen auch durch die vorbeugende Gabe von anderen Medikamenten. Wichtig ist immer, dass alle behandelnden Ärzte von der Erkrankung wissen.

5.2 Schmerzmittel und Allergien

Allergien können Ursache von Medikamentenunverträglichkeiten sein, deren Häufigkeit wird aber überschätzt. Nur wenige Nebenwirkungen beruhen auf einer allergischen Reaktion. Wenn Sie oder Ihr Arzt glauben, dass Sie auf ein Medikament allergisch reagieren, sollten Sie das von Ihrem Arzt testen lassen.

5.3 Wechselwirkungen mit anderen Medikamenten

Eine weitaus häufigere Ursache von Medikamentenunverträglichkeit sind Wechselwirkungen mit Medikamenten, die Sie zusammen mit dem Schmerzmittel einnehmen. Gefürchtet sind zum Beispiel Wechselwirkungen mit Substanzen, die die Nieren schädigen oder die Blutungsneigung verändern (zum Beispiel Marcumar und neuere Mittel zur Gerinnungshemmung). Es gibt zudem Wechselwirkungen mit Herz-Kreislauf-Medikamenten, speziell mit einigen Blutdrucksenkern und Entwässerungsmitteln. Besonders die Menschen, die Schlaf- und Beruhigungsmittel oder Medikamente gegen seelische Erkrankungen einnehmen, sollten die Wechselwirkungen mit Schmerzmitteln beachten. Viele Schmerzmittel, nicht nur die Opioide, verstärken so unter Umständen die Müdigkeit, Konzentrationsschwäche sowie Gangunsicherheit. Dieses kann gravierende Auswirkungen auf die Fahrtüchtigkeit und auf die Fähigkeit haben, mit Maschinen umzugehen. Es ist also wichtig, dass Ihr behandelnder Arzt alle Substanzen kennt, die Sie einnehmen. Sie sollten auch von solchen berichten, die Sie nur gelegentlich einnehmen oder die Sie freiverkäuflich erwerben, zum Beispiel pflanzliche Präparate wie Johanniskraut.

Übelkeit oder Schwindel ist häufig Folge einer zu raschen Aufdosierung des Medikamentes oder einer Wechselwirkung mit anderen eingenommenen Arzneimitteln.

5.4 Seelische Gründe der Unverträglichkeit

Eine oft unterschätzte Rolle für die Unverträglichkeit von Medikamenten spielen seelische Gründe. Negative Vorerfahrungen oder persönliche Überzeugungen führen oft zu unerwartet starken Nebenwirkungen. Wenn man beispielsweise damit rechnet, dass ein bestimmtes Medikament Erbrechen auslöst, steigt tatsächlich die Häufigkeit dieser Nebenwirkung, wie aus wissenschaftlichen Studien gut belegt ist. Besonders negative Auswirkungen haben persönliche Erfahrungen, wenn man z. B. in einer anderen Situation erlebt hat, dass man ein bestimmtes Medikament nicht verträgt. Aber was auch immer die Gründe für die Unverträglichkeit sind, u. U. der Anblick der Tablettenschachtel mit dem Namen des seinerzeit nicht vertragenen Medikamentes, in so einem Fall ist ein Wechsel des Medikamentes psychologisch sinnvoll, auch wenn er medizinisch oft nicht notwendig erscheint.

5.5 Schmerzmittel in Schwangerschaft und Stillzeit

Bei einer Medikamenteneinnahme in der Schwangerschaft oder in der Stillzeit geht es in erster Linie darum, Schäden und Gefahren für das ungeborene bzw. neugeborene Kind zu vermeiden. Dieses sollte auch von Frauen bedacht werden, die schwanger werden wollen.

> Häufig beobachtet man während der Schwangerschaft einen spontanen Rückgang der zuvor geklagten Schmerzen (z. B. bei Migräne oder auch Rückenschmerzen), sodass bei Patientinnen mit vorheriger Medikamenteneinnahme eine Pharmakotherapie während der Schwangerschaft erfreulicherweise nur sehr selten notwendig ist. Nahezu alle Schmerzmittel werden über die Plazenta oder die Muttermilch übertragen.

Unbehandelte Schmerzen können auch ein Risiko für die Schwangerschaft darstellen, somit ist selbstverständlich auch bei schwangeren Schmerzpatientinnen eine adäquate Schmerztherapie erforderlich. Verfahren der Wahl sind noch mehr als sonst nicht-medikamentöse Verfahren wie TENS, Krankengymnastik und Entspannungsverfahren.

Entscheidet man sich zusammen mit dem Arzt zur Schmerzmitteleinnahme, ist in allen Phasen der Schwangerschaft Paracetamol ein Medikament der ersten Wahl, wobei die Tagesdosis von 2–4 g nicht überschritten werden darf. Allerdings gibt es auch hier warnende Stimmen, wenn möglich sollte es nur kurzfristig eingenommen werden. Mittel der 2. Wahl sind in den ersten 6 Monaten der Schwangerschaft tNSAR (bevorzugt Ibuprofen). Coxibe sollten aufgrund der schwachen Datenlage nicht eingesetzt werden. ASS wird aus anderen Gründen bisweilen vom Frauenarzt gegeben. Es sollte aber nicht als Schmerzmittel dienen, auf keinen Fall in den letzten Monaten. Metamizol gilt nur in den ersten 6 Monaten der Schwangerschaft als Mittel der 3. Wahl; in den letzten 3 Monaten darf es nicht eingenommen werden.

Opioide können während der gesamten Schwangerschaft eingenommen werden (Ausnahme: Tapentadol aufgrund der schlechten Datenlage). Bei längerer Einnahme in der Schwangerschaft droht eine Atemstörung und eine Opioidabhängigkeit des Neugeborenen, das dann direkt nach der Geburt einen Entzug durchmachen und entsprechend medizinisch versorgt werden muss.

Amitriptylin (beste Datenlage) ebenso aber auch Duloxetin und Venlafaxin können zur Behandlung von Nervenschmerzen und zur Behandlung einer Depression in der Schwangerschaft eingesetzt werden. Für Antikonvulsiva wie Gabapentin oder Pregabalin gibt es keine Daten, die eine Einnahme ungefährlich erscheinen lassen, somit sollten sie in der Schwangerschaft nicht eingesetzt werden.

Für sehr starke Migräneattacken ist der Einsatz von Sumatriptan während der gesamten Schwangerschaft zulässig. Ebenso können auch lokale Betäubungsmittel als Pflaster während der gesamten Schwangerschaft eingesetzt werden.

> Wenn man Schmerzmittel einnehmen muss oder wenn eine Schwangerschaft unter Schmerzmitteln eingetreten ist, immer auch den Rat des Frauenarztes und fachkompetenter Beratungszentren einholen (zum Beispiel: Beratungsstelle für Embryonaltoxikologie, Berlin, Tel. 030–450 525 700, www.embryotox.de).

Nahezu alle Medikamente gehen in die Muttermilch über – allerdings in sehr niedriger Konzentration. Letztlich gelten für die Stillzeit vergleichbare Empfehlungen wie für die Schwangerschaft. In der Stillzeit ist Paracetamol das Schmerzmittel der ersten Wahl gefolgt von Ibuprofen. Auf die regelmäßige Einnahme von Aspirin, Coxiben und/oder Metamizol sollte verzichtet werden.

Die vereinzelte Gabe von Opioiden erscheint unproblematisch – bei einer regelmäßigen Einnahme von Opioiden sollte das Neugeborene im Hinblick auf Atemstörungen besonders gut und regelmäßig überwacht werden.

Bei den Ko-Analgetika kann wiederum Amitriptylin in der Stillzeit eingesetzt werden. Für die Antikonvulsiva (Carbamazepin und auch Gabapentin/Pregabalin) gilt, dass sie als Einzelsubstanz eingesetzt werden können; zur Sicherheit kann eine Bestimmung des Medikamentenspiegels beim Neugeborenen nach einer mehrwöchigen Einnahme vorgenommen werden.

5.6   Schmerzmittel bei Kindern

Es gibt bei sonst gesunden Kindern bis weit nach der Pubertät nur sehr selten Erkrankungen, die einen häufigen oder gar länger andauernden Einsatz eines Schmerzmittels rechtfertigen. Natürlich haben auch Kinder mit akuten oder chronischen Erkrankungen einen Anspruch auf eine Schmerztherapie, auch mit allen Medikamenten, die Erwachsene erhalten, z. B. nach schmerzhaften kleineren und größeren Operationen, nach Verletzungen, natürlich auch bei Krebserkrankungen oder den sehr seltenen schweren chronischen Krankheiten wie z. B. der Mukoviszidose (Zystische Fibrose). Andererseits beweisen inzwischen viele Untersuchungen und die Erfahrungen z. B. bei der kindlichen Migräne, anderen Kopfschmerzen und auch bei Muskel- und Rückenschmerzen, dass Kinder anders als Erwachsene nach einer entsprechenden Aufklärung oft keine Medikamente brauchen. Sie ändern ihr Verhalten und stellen sich auf die neue Situation ein oder sie können durch Sport und andere Aktivitäten weiteren Schmerzen vorbeugen.

Daher sollten Eltern und Ärzte erst den Rat von Kinderärzten einholen und außer zur Fieberbehandlung ihren Kindern keine rezeptfreien Schmerzmittel geben.

Erwachsenenmedikamente dürfe ohnehin nicht an Kinder weitergegeben werden und müssen daher auch sicher aufbewahrt werden; denn die Dosierung aller Medikamente orientiert sich bis zum 12–14. Lebensjahr anders als bei Erwachsenen am Gewicht des Kindes. Grade bei „harmlosen" Substanzen wie Paracetamol kommt es immer wieder zu gefährlichen Vergiftungen. ASS und auch Kodein, das noch in vielen Hustensäften für Erwachsene enthalten ist, dürfen Kinder ebenfalls nicht erhalten.

Zur Kurzzeitanwendung sind Paracetamol und Ibuprofen geeignet, wobei gerade bei der Anwendung von Paracetamol die Dosisangaben aus den Beipackzetteln strikt einzuhalten sind – im Allgemeinen ist Ibuprofen zu bevorzugen. Von den Opioiden wird häufig und mit gutem Erfolg Tramadol eingesetzt, hier in bestimmten Fällen auch als Tropfen zur exakten Dosierung.

5.7 Schmerzmittel bei älteren Menschen

Im Alter werden chronische Schmerzen häufiger. Das betrifft sowohl alleine lebende ältere Menschen – hier klagen 20 bis 40 % über chronische Schmerzen – als auch Bewohner von Alteneinrichtungen, hier sind es bis zu 50 %. Oftmals sind die Schmerzen Folge von internistischen oder orthopädischen Erkrankungen. Manche Schmerzen, wie z. B. Rückenschmerzen oder Schmerzen bei einer Polyneuropathie, nehmen in der Häufigkeit im Alter zu, währenddessen andere Schmerzen (z. B. Kopfschmerzen) eher seltener werden. Einige psychischen Veränderungen – v. a. Demenz und Depression – treten im Alter häufiger auf. Damit einher geht oftmals auch eine veränderte – meist verstärkte – Empfindung von Schmerzen; das gilt es bei der Diagnostik und dann auch bei der Behandlung der Schmerzen zu berücksichtigen. Im Alter treten Krankheiten im Allgemeinen häufiger auf, so werden oft gleichzeitig viele Medikamente eingenommen, darunter nicht wenige rezeptfreie. Das erhöht die Gefahr von Wechselwirkungen mit den Schmerzmitteln.

Es gibt keine im Alter besonders geeigneten Schmerzmittel – alle Medikamente können eingesetzt werden. Doch im Alter gilt besonders: Schmerzmittel dürfen die geistigen Fähigkeiten (Wachheit, Aufmerksamkeit) sowie die Stand- und Gangsicherheit (Schwindel, Sehvermögen) nicht beeinträchtigen. Das lässt sich am besten dadurch erreichen, wenn man mit der niedrigsten Dosis des Schmerzmittels beginnt und die Dosis sehr langsam steigert – ist keine Wirkung ersichtlich, sollte das Schmerzmittel abgesetzt oder durch ein anderes ersetzt werden.

tNSAR und Coxibe sind nur kurzfristig einzusetzen. Bei Opioiden ist besonders zu Beginn der Einnahme, auf die erhöhte Sturzgefahr zu achten. Neu auftretende Tagesmüdigkeit oder nächtliches Schnarchen können Warnhinweise für eine allgemeine Unverträglichkeit der Medikamente oder eine zu hohe Dosis sein. Das trifft vor allem zu, wenn Ältere zusätzlich noch Schlaf- oder Beruhigungsmittel einnehmen.

Gerade bei älteren Menschen sollte die Behandlung von chronischen Schmerzen immer auch mit verstärkter körperlicher Aktivität (Sport, Krankengymnastik) und, so erforderlich, einer psychotherapeutischen Begleitung einhergehen.

6

Häufig gestellte Fragen zur Einnahme von Schmerzmitteln

6.1 Sind „schwache" Schmerzmittel ungefährlicher als „starke"?

Die Antwort ist Nein. Unter schwachen Analgetika verstehen viele Ärzte und Patienten immer noch Substanzen, die zur Gruppe der Nicht-Opioide gezählt werden, wie die entzündungshemmenden Schmerzmedikamente (zum Beispiel Ibuprofen, Paracetamol oder Metamizol). Eine Therapie mit diesen Substanzen kann aber in bestimmten Fällen gefährlicher sein als die mit Opioiden. So führen Opioide nicht zu Gewebeschäden, während z. B. entzündungshemmende Medikamente zu Magenblutungen führen können. Opioide können zudem weder Nierenerkrankungen noch gravierende Leberfunktionsstörungen auslösen.

© Der/die Autor(en), exklusiv lizenziert an Springer-Verlag GmbH, DE, ein Teil von Springer Nature 2022
A. Schwarzer und C. Maier, *Ratgeber Schmerzmittel*, https://doi.org/10.1007/978-3-662-64577-2_6

6.2   Machen Schmerzmittel abhängig?

Bei der Einnahme von Nicht-Opioid Medikamenten besteht in der Regel keine Gefahr der Abhängigkeitsentwicklung. Unter einer medizinisch gerechtfertigten und nach den Regeln durchgeführten Therapie mit Opioiden ist die Entwicklung einer seelischen Abhängigkeit, also die Entstehung einer Suchterkrankung, selten – aber möglich. Ähnlich verhält es sich mit Cannabinoiden, v. a. in höherer Dosierung oder bei dem Konsum von Cannabisblüten. Die Suchterkrankung führt dann zu einem bestimmten zwanghaften Verhalten, dass immer mehr nur auf die Einnahme der Medikamente eingeengt ist.

Eine körperliche Gewöhnung an die Medikamente hingegen kann nahezu immer bei einer längeren Einnahme (mehr als 10–14 Tage) von Opioiden, Ko-Analgetika und Cannabinoiden in individuell sehr unterschiedlicher Ausprägung und auch dosisabhängig auftreten – dieses Phänomen ist „normal" und unbedenklich. Es erfordert nur, dass ein Absetzen der Medikamente ärztlich begleitet werden sollte.

6.3   Darf ich unter Schmerzmitteln Auto fahren?

Diese Frage, die natürlich auch für den Gebrauch von Motorrädern und Fahrrädern gilt, stellt sich vor allem bei der Einnahme von Opioiden, Ko-Analgetika und Cannabinoiden.

Zu Beginn beeinträchtigen diese Medikamente fast immer dosisabhängig die Wachheit und Aufmerksamkeit. In der Eindosierungsphase sollte man also auf die aktive Teilnahme am Straßenverkehr verzichten.

Bei der Einnahme von Nicht-Opioiden sind diese Nebenwirkungen eher nicht zu erwarten – können aber prinzipiell auch auftreten.

Bei Erreichen der endgültigen Dosis lautet ansonsten die Antwort auf die Ausgangsfrage: grundsätzlich Ja – aber nur wenn Sie sich selbst dazu in der Lage fühlen und Ihre behandelnden Ärztinnen/Ärzte keine Bedenken äußern.

Sprechen Sie mit Ihrer Ärztin/Ihrem Arzt, wenn Sie unter Müdigkeit, Konzentrationsschwierigkeiten, schlechtem Reaktionsvermögen, Schwindel oder Schläfrigkeit leiden. Gemeinsam mit ihr/ihm werden Sie abwägen, ob diese Symptome eine Nebenwirkung der Schmerzmittel oder Begleitsymptome Ihrer Erkrankung sind. Über ein Absetzen des Medikaments oder eine Änderung der Dosierung kann gemeinsam entschieden werden. So lange sollten Sie auf das Autofahren verzichten, um niemanden in Gefahr zu bringen.

Die Antwort lautet Nein,

- wenn Sie sich dafür zu müde fühlen.
- wenn Sie sich nur schwer konzentrieren können.
- wenn Sie das Gefühl haben, langsamer als üblich zu reagieren.
- wenn Ihnen oft schwindelig ist.
- wenn Sie auch am Tage oft einschlafen oder ständig den Drang zu schlafen haben.
- wenn Angehörige oder Ihre Ärztin/Ihr Arzt Ihnen vom Autofahren abraten.

Solche Symptome können auch unabhängig von der Einnahme von Schmerzmitteln auftreten, z. B. durch andere Medikamente, Schmerzen, Herz-Kreislauf-Erkrankungen oder Nervenerkrankungen, die die Fahrtauglichkeit herabsetzen können.

In der Phase der Eindosierung oder des Absetzens der Schmerzmittel sollten Sie nicht aktiv am Straßenverkehr teilnehmen. Bei stabiler Dosierung ist nach kritischer Selbstprüfung die Teilnahme am Straßenverkehr möglich. Sie sollten aber immer mit dem behandelnden Arzt darüber sprechen, ob hier Einwände bestehen. Wenn Sie Berufskraftfahrer sind, gelten besondere Regeln, die Sie mit Ihrer Ärztin/Ihrem behandelnden Arzt und mit Ihrem Betriebsarzt besprechen müssen.

Kritisch ist es auch, wenn Sie zusätzlich andere Medikamente einnehmen, z. B. Schlaf- und Beruhigungsmittel, da hierbei Wechselwirkungen auftreten können. Beachten Sie außerdem, dass auch kleine Mengen Alkohol in Kombination mit den Schmerzmitteln zu unerwünschten Nebenwirkungen führen können, sodass Sie nicht mehr Auto fahren dürfen.

> Jeder Verkehrsteilnehmer, also auch Radfahrer und Fußgänger, der ein Medikament einnimmt, ist zur kritischen Selbstprüfung seiner Fahrtauglichkeit verpflichtet.

Nach der Straßenverkehrsordnung und der Fahrerlaubnisverordnung gilt:

Sie tragen die Verantwortung für Ihre Teilnahme am Straßenverkehr. Somit können Sie bei einem möglichen Verkehrsunfall, wie jeder andere auch, für ein Fehlverhalten zur Rechenschaft gezogen werden, das gilt aber auch für Angehörige, die beobachten, dass jemand trotz erkennbarer Nebenwirkungen sein Auto oder Fahrzeug benutzt.

Allein die Tatsache, dass Sie Schmerzmittel oder andere Medikamente eingenommen haben, gilt bei einem Unfall jedoch nicht als ein schuldhaftes Verhalten, sofern

- Sie sich selbst auf Fahrtauglichkeit geprüft haben,
- Sie nur die Medikamente wie verordnet genommen haben und
- Dritte (z. B. Angehörige oder Ärzte) nicht ausdrücklich Bedenken geäußert haben.

Die Entscheidung, ob Sie Auto fahren oder nicht, treffen Sie. Ihre behandelnden Ärztinnen und Ärzte können Sie hierbei nur beraten. Dabei wird Ihnen das Fahren weder „erlaubt" noch „verboten". Ihre Ärztinnen oder Ärzte sagen Ihnen, wenn sie den Eindruck haben, dass sie nicht fahrtauglich sind.

> Das Führen eines LKW und jede Art der gewerblichen Personenbeförderung setzen eine höhere Leistungsfähigkeit voraus. Sprechen Sie Ihre behandelnden Ärztinnen/Ärzte an, wenn Sie Probleme an Ihrem Arbeitsplatz haben oder halten Sie Rücksprache mit Ihrer/Ihrem Betriebsärztin/-arzt.

6.4 Darf ich unter Schmerzmitteln arbeiten, Maschinen bedienen oder in großer Höhe arbeiten?

Grundsätzlich Ja; eine gute Schmerztherapie dient auch dem Ziel, Sie wieder arbeitsfähig zu machen. Wenn Sie aber gefährliche Maschinen bedienen oder Ihre Arbeit mit einem besonderen Risiko für Sie oder andere verbunden ist, gelten auch hier – wie bei Berufskraftfahrern – besondere Vorsichtsmaßnahmen, die Sie mit Ihrer behandelnden Ärztin und mit Ihrem Betriebsarzt besprechen müssen.

Auch für berufliche Gefährdungssituationen gelten die o.g. Aussagen. Im Unterschied zur Fahrtauglichkeit bestehen jedoch weniger gesetzliche Regelungen. Besprechen Sie daher mögliche Bedenken zu Ihrer Tätigkeit am Arbeitsplatz mit Ihren behandelnden Ärztinnen/Ärzten. Gegebenenfalls informieren Sie Ihre/Ihren Betriebsärztin/-arzt oder die Zuständigen Ihrer Berufsgenossenschaft.

6.5 Darf ich Alkohol trinken, wenn ich Schmerzmittel einnehme?

Grundsätzlich (sofern es Ihr Allgemeinzustand zulässt) Ja; einschränkend ist dringlich darauf zu verweisen, dass der Konsum alkoholhaltiger Getränke die Nebenwirkungen der Schmerzmittel verstärken oder auch erst hervorrufen kann. Das bedeutet konkret, dass es nicht vorhersehbar ist, ob und in welchem Ausmaß Sie durch den Konsum von alkoholischen Getränken beeinträchtigt werden – auch hier müssen Sie sich kritisch selbst prüfen.

6.6 Wie lange sollen Schmerzmittel eingenommen werden?

Schmerzmittel sollten immer nur so lange eingenommen werden, wie sie notwendig sind und wirken. Manche Schmerzen, z. B. Arthroseschmerzen (Gelenkschmerzen) oder Schmerzen bei einem akuten Schub von Rheuma, müssen/können nur vorübergehend mit Schmerzmitteln behandelt werden.

6.7 Wann darf man Schmerzmittel absetzen?

Das Absetzen von Schmerzmitteln sollte immer mit den behandelnden Ärzten besprochen werden, bei Opioiden und Antikonvulsiva ist es ein muss. Ein zu rasches Absetzen kann gefährlich sein. Es können Entzugssymptome auftreten, wie z. B. starke Kreislaufreaktionen, Flüssigkeitsverluste, Krampfanfälle, Angstgefühle und Schlaflosigkeit, die jeweils unter einer ärztlichen Therapie vermieden werden können oder zumindest gut erträglich bleiben.

Wenn Schmerzmittel nicht oder nicht mehr wirken, muss die Therapie geändert werden. Eine weitere Einnahme ist sonst sinnlos. Wenn Sie Zweifel haben, ob Sie bestimmte Schmerzmittel vertragen oder ob diese überhaupt noch wirken, sprechen Sie Ihre Ärztin/Ihren Arzt darauf an. Setzen Sie nicht Medikamente ohne Rücksprache mit ihr oder ihm und ohne genaue Anleitung ab.

6.8 Soll man rezeptfrei erhältliche Schmerzmittel verwenden?

In Deutschland sind einige Schmerzmittel von der Rezeptpflicht befreit. Hierzu gehören u. a. Mittel, in denen alleine oder in Kombination Paracetamol, Ibuprofen und Acetylsalicylsäure (ASS) enthalten sind. Einige dieser Substanzen enthalten auch andere Zusatzstoffe wie Koffein.

Alle diese Substanzen sind trotz ihrer in der Regel guten Verträglichkeit nicht ungefährlich. Magen-Darm-Blutungen können Folge einer Einnahme von NSAR

(z. B. Ibuprofen) sein und werden zu einem beachtlichen Teil durch die frei erhältlichen NSAR-Medikamente ausgelöst. Die Einnahme von Paracetamol ist eine der häufigsten Ursachen von versehentlichen Vergiftungen mit Schmerzmitteln. Sie sollten alle behandelnden Ärzte auch über die gelegentliche Einnahme unbedingt informieren, damit unerwünschte Arzneimittelwechselwirkungen vermieden werden.

Zusammengefasst: Frei verkäufliche Schmerzmittel sind wirksame, aber genauso nebenwirkungsbehaftete Medikamente. Sie sind nicht harmloser als verschriebene Medikamente der gleichen Gruppe. Sie sollten ausschließlich für den gelegentlichen Einsatz und nicht länger als 7–10 Tage eingenommen werden, ohne mit einem Arzt zu sprechen.

6.9 Helfen Beruhigungsmittel bei Schmerzen - sind Benzodiazepine Schmerzmittel?

Benzodiazepine sind keine Schmerzmittel und sollten auch nicht als solche eingesetzt werden. Es sind Medikamente, die zur Behandlung von Angststörungen und Schlaflosigkeit eingesetzt werden. Patienten mit chronischen Schmerzen leiden begleitend oftmals an seelischen Störungen (s. Abschn. 1.5), bei denen gerade Angststörungen von teils erheblicher Bedeutung sind. Das erklärt auch den von den Patienten oftmals empfundenen schmerzlindernden Effekt der Benzodiazepine. Sie erhöhen die Sturzgefahr und in Kombination mit Opioiden das Ausmaß der nächtlichen Atemstörungen, weshalb diese Kombination heute als Behandlungsfehler gilt.

Ein großer Nachteil der Benzodiazepine ist, dass nach deren Einnahme sehr schnell eine erhebliche Abhängigkeit auftritt und ein Entzug sehr mühsam ist. Zugleich sind die erzielten subjektiv erleichternden Effekte für die Patienten nicht nachhaltig. Benzodiazepine gehören in das Behandlungsrepertoire des Psychiaters und nicht in das des Schmerztherapeuten.

6.10 Ich komme ins Krankenhaus – soll ich die Schmerzmedikamente weiter nehmen oder absetzen?

Sollten Sie ins Krankenhaus kommen, so sollten Sie Ihre aktuelle Schmerzmedikation dem behandelnden Arzt vollständig mitteilen. Das plötzliche Absetzen von manchen Schmerzmedikamenten – vor allem von Opioiden und Ko-Analgetika wie Antidepressiva und Antikonvulsiva – kann zu Entzugssymptomen führen. Im Regelfall sollten die vorher eingenommen Schmerzmedikamente auch im Krankenhaus weiter eingenommen werden; es sei denn, Ihr behandelnder Arzt reduziert die Medikamente oder setzt sie ab, z. B. weil sie nach der Operation nicht mehr notwendig sind.

6.11 Ich komme aus dem Krankenhaus – soll ich die nach einer Operation verschriebenen Schmerzmedikamente weiter nehmen oder absetzen?

Wenn Sie vor ihrem Krankenhausaufenthalt keine Schmerzmittel eingenommen haben und in der Klinik keine Komplikation aufgetreten sind, haben Sie die

Schmerzmittel vermutlich wegen der Schmerzen nach der Operation oder dem Unfall erhalten. Üblicherweise klingen solche Schmerzen ab, sodass Sie alle Nicht-Opioide wie Paracetamol, Metamizol oder NSAR und mittelstarken Opioide wie Tramadol oder Tilidin absetzen sollten. Bei Unklarheiten oder wenn Sie noch stark wirksame Opioide (z. B. Morphium oder Oxygesic) einnehmen, fragen Sie ihre Hausärztin/ihren Hausarzt.

6.12 Meine Krankenkasse will die Kosten für meine Schmerzmittel nicht erstatten (Off-Label-Use) – was ist zu tun?

Krankenkassen sind gesetzlich verpflichtet, alle für eine bestimmte Anwendung zugelassenen Medikamente zu erstatten. Wenn ein Arzt ein Medikament verschreibt, das in Deutschland gar nicht oder nicht für diese spezielle Anwendung zugelassen ist, können bei allen Krankenkassen Probleme auftreten. Man nennt diese Vorgehensweise dann eine Off-Label-Use-Verschreibung, die ein Arzt im Rahmen seiner Therapiefreiheit vornehmen darf. Viele in der Schmerzmedizin übliche und bewährte Medikamente fallen teilweise darunter, werden aber im Regelfall nur bei hohen Kosten von der Krankenkasse beanstandet.

Ihre Ärztin oder Ihr Arzt müssen Sie über eine Off-Label-Use-Verschreibung informieren und Sie müssen diesem Vorgehen zustimmen. Ein Beispiel ist das Lidocain-Schmerzpflaster, dessen Wirksamkeit und vor allem Nebenwirkungsarmut von niemandem bestritten wird. Es ist aber nur für die Behandlung von Schmerzen nach einer Gürtelrose, nicht aber nach einer Nervenverletzung zugelassen. Das hat nur ökonomische Gründe, die Verantwortung dafür liegt beim Hersteller.

Wie beantragt man die Kostenerstattung?

Sie sollten Ihren Arzt bitten, Sie über die Tatsache einer Off-Label-Use-Verschreibung schriftlich zu informieren; Sie sollten dazu Ihre Einwilligung geben. Diesen Text können sie vor Therapiebeginn dem Kostenträger zusenden, der in der Regel eine schriftliche individualisierte Begründung verlangt. Erläutert werden muss, möglichst mit Belegen, dass bei Ihnen eine leitlinienkonforme Therapie entweder ineffektiv war oder aufgrund von Kontraindikationen oder individueller Unverträglichkeit nicht (mehr) indiziert ist.

6.13 Welche Arzneimittel oder Nahrungsstoffe können den Stoffwechsel von Schmerzmitteln deutlich verlangsamen oder beschleunigen?

Von Wechselwirkungen, die Schmerzmittel mit anderen Medikamenten eingehen (s. Tab. 6.1), sind nicht alle Menschen gleich betroffen. Das Risiko steigt mit der Dosis und der Zahl eingenommener Medikamente.

Tab. 6.1 Mögliche Wechselwirkungen von Schmerzmitteln und anderen Medikamenten bzw. Substanzen

Eingenommene Substanzen	Schmerzmittel	Wirkung	Gefahr	Konsequenz
Johanniskraut, Antidepressiva (SSRI/SSNRI oder MAO-Hemmer), Manche Antibiotika (z. B. Linezolid)	Tapentadol, Tramadol Fentanyl Buprenorphin	Zunahme von Nebenwirkungen durch zu hohe Serotoninspiegel Erniedrigung des Fentanylspiegels	Serotoninsyndrom (Bluthochdruck, Herzrasen, psychische Erregung, Verwirrtheit und Durchfall)	Evtl. Wechsel der Medikamente, ärztlich überprüfen
Benzodiazepine (z. B. Diazepam, Oxazepam), Neuroleptika (z. B. Haloperiodiol)	Opioide Ko-Analgetika Cannabinoide	Zunahme von Müdigkeit und Konzentrationsstörungen. Zunahme von Atemstörung im Schlaf	Sturz, Fraktur, Sauerstoffmangel (vor allem nachts) Suchtgefahr	Ärztlich überprüfen, wenn möglich absetzen. Kombination vermeiden
Gerinnungshemmer (Marcumar, NOAK)	tNSAR, PCM (Marcumar), Tramadol, Antidepressiva	Wirkungssteigerung	Magen-Darm Blutung. Nachblutung nach Eingriffen. Blutungen in die Haut	Vermeiden, sonst regelmäßige ärztliche Therapieüberwachung ggf. Medikamentenwechsel

(Fortsetzung)

Tab. 6.1 (Fortsetzung)

Eingenommene Substanzen	Schmerzmittel	Wirkung	Gefahr	Konsequenz
Kaliumsparende Diuretika	NSAR	Ausscheidung von Kalium in der Niere gestört	Herzrhythmusstörung, Muskelschwäche	Vermeiden, Therapieüberwachung (u. a. Kalium)
Dextromethorphan (freiverkäufliches Hustenmittel)	Opioide Antidepressiva	Zunahme der Müdigkeit und Atemstörung im Schlaf, zu hohe Serotoninspiegel im Gehirn	Sturz, Fraktur Sauerstoffmangel (vor allem nachts) Serotoninsyndrom	Absetzen von Dextromethorphan
Triptane (Migränemittel)	Tapentadol, Tramadol Antidepressiva (SSRI)	Zunahme von Nebenwirkungen durch zu hohe Serotoninspiegel im Gehirn	Geringes Risiko für Serotoninsyndrom (Bluthochdruck, Herzrasen, psychische Erregung, Verwirrtheit und Durchfall)	Evtl. Wechsel der Medikamente oder zu kurz wirkenden Triptanen
Grapefruitsaft	Fentanyl, Oxycodon, Carbamazepin, Triz. Antidepressiva, Naloxegol	Hemmung des Stoffwechsels	Zunahme von Nebenwirkungen	Vermeiden von Grapefruitsaft

6.14 Ich habe eine erhöhte Blutungsneigung oder nehme gerinnungshemmende Medikamente ein – welche Schmerzmittel kann ich einnehmen?

Eine erhöhte Blutungsneigung besteht bei Menschen, die

- eine Störung der Blutgerinnung haben.
- bereits einmal eine Magen- oder Darmblutung bzw. ein Magen- oder Darmgeschwür hatten.
- einen Vitamin K Mangel haben.
- an einer Herzschwäche oder fortgeschrittener Leber- oder Nierenerkrankung leiden.
- Hemmstoffe der Gerinnung (z. B. Marcumar, NOAK, ASS) einnehmen müssen.

Alle diese Personen sollten möglichst kein Schmerzmittel einnehmen, das selbst direkt die Gerinnung hemmt oder die Wirkung der gerinnungshemmenden Medikamente steigert.

Traditionelle NSAR sind die wichtigsten Schmerzmittel, die Patienten mit erhöhtem Blutungsrisiko meiden sollten. Dazu zählen Ibuprofen, Diclofenac, Naproxen oder auch ASS, wenn es zur Schmerzbehandlung eingenommen wird. Das Risiko steigt erheblich, wenn außer den tNSAR gleichzeitig noch mehr Risikomedikamente eingenommen werden. Dazu gehören neben allen Gerinnungshemmern auch andere Substanzen wie z. B. als einziges Opioid Tramadol, aber auch Antidepressiva vom Typ der SSRI (z. B. Citalopram), die auch selbst in

Kombination mit Gerinnungshemmern bereits die Gefahr von Magenblutungen steigern. Wenn Phenprocumaron (Marcumar) eingenommen werden muss, kann auch Paracetamol dessen Wirkung steigern.

Coxibe beeinflussen die üblichen Gerinnungshemmer nicht, weswegen sie NSAR der Wahl sind, wenn diese genommen werden. Besser ist der Verzicht auf diese Medikamentengruppe oder der Wechsel zu anderen Nicht-Opioiden (z. B. Metamizol). Auch Magenschutzmittel (PPI) senken das Risiko von Magenblutungen unter NSAR, nicht aber das von anderen Blutungen! Stark wirksame Opioide und Antikonvulsiva beeinflussen die Blutungsneigung nicht; klassische Antidepressiva wie Amitriptylin vermutlich auch nicht.

Wenn die Einnahme von Schmerzmitteln mit erhöhtem Risiko, also speziell NSAR, aber unvermeidlich ist, sollte man auf Warnzeichen achten wie z. B. Blutauflagen auf dem Stuhl, blaue Flecken, Nachbluten nach Verletzungen oder auch nach dem Zähneputzen. Im Zweifel kann der Arzt prüfen, ob im Blut der rote Blutfarbstoff (Hämoglobin), die Zahl der roten Blutzellen oder der Eisenspiegel erniedrigt sind. Da NSAR auch Geschwüre (Ulkus) im Magen-Darmtrakt erzeugen, können plötzliche Magen- und Bauchschmerzen ebenfalls ein Warnzeichen sein

> Wenn ein Warnzeichen einer verstärkten Blutung zutrifft, sollte man das Schmerzmittel absetzen und umgehend den Hausarzt aufsuchen. Grundsätzlich sollte die Einnahme von Schmerzmitteln bei erhöhtem Blutungsrisiko einige Wochen nach Beginn der Einnahme und später alle drei bis sechs Monate überprüft werden.

6.15 Ich leide unter Diabetes mellitus – welche Schmerzmittel kann ich einnehmen?

Weder der Zucker- noch der Insulinstoffwechsel werden durch Schmerzmittel nennenswert beeinflusst. Es sind daher keine Wechselwirkungen zu befürchten.

Da Diabetiker jedoch ein erhöhtes Risiko für Bluthochdruck, Herzerkrankungen und vor allem Nierenfunktionsstörungen haben, sollten sie alle NSAR meiden, die diese Risiken noch steigern.

6.16 Ich leide unter Herzrhythmusstörungen – welche Schmerzmittel kann ich einnehmen?

Wenn Herzrhythmusstörungen bekannt sind, sollte stets ein Kardiologe mitbefragt werden, wenn eine längerfristige Schmerztherapie notwendig wird. In den meisten Fällen haben die wichtigsten Schmerzmittel keinen relevanten Einfluss auf den Herzrhythmus.

Zwei wichtige Ausnahmen:

Vor der Gabe von Antidepressiva (z. B. Amitriptylin) und nach Erreichen der Enddosis muss ein EKG durchgeführt werden und außerdem später zumindest eine jährliche Kontrolle.

Wenn bereits eine Verlängerung der Überleitungszeit im Herz bekannt ist (sog. Long-QT-Syndrom, Torsades de pointes) sollte von der Einnahme von Amitriptylin und/oder Levomethadon abgesehen werden.

6.17 Ich leide unter starker Müdigkeit und Verwirrung – welche Schmerzmittel kann ich einnehmen?

Wenn bereits Schmerzmittel eingenommen werden, sind diese Symptome ein Hinweis auf eine Überdosierung, z. B. von Opioiden, Cannabinoiden, Antidepressiva oder Antikonvulsiva. Sie können auch das Ergebnis von Wechselwirkungen mit zusätzlichen Medikamenten sein, z. B. Antibiotika, Beruhigungsmittel, Schlafmitteln, Mittel gegen Übelkeit und/oder Diuretika. Eine Umstellung der Therapie ist dann zwingend erforderlich, denn gerade bei älteren Menschen können sich so gefährliche Komplikation (Stürze, Delir) entwickeln.

Bestehen die starke Müdigkeit und Verwirrung bereits vor der Einnahme von Schmerzmitteln, sollte man sich bei der Einnahme von Medikamenten vor allem auf die Nicht-Opioide konzentrieren. Ist eine Ausweitung der Medikation unumgänglich, erfordert dies eine sehr niedrige Dosis der ausgewählten Medikamente zu Behandlungsbeginn mit sehr langsamer Dosissteigerung und eine gute ärztliche sowie pflegerische Betreuung.

6.18 Ich leide unter einer Lungenerkrankung – welche Schmerzmittel kann ich einnehmen?

Bei bis zu 20 % der Patienten mit Asthma bronchiale wird durch die Einnahme von tNSAR ein Asthmaanfall ausgelöst – daher sollen Patienten mit vorbekanntem Asthma die Einnahme dieser Medikamente meiden bzw. nur nach Rücksprache mit ihrer Ärztin/ihrem Arzt einnehmen. Auch bei Menschen ohne vorbekanntes Asthma bronchiale können tNSAR und vereinzelt auch Metamizol „Asthmaähnliche" Zustände (Pseudo-Asthma, Analgetikaasthma) verursachen. Soweit bekannt haben Coxibe und Opioide diese Nebenwirkung nicht oder wesentlich seltener. Nichtsdestotrotz kann auch Morphium einen Asthmaanfall hervorrufen – allerdings auf einem medizinisch anders zu erklärenden Weg. Ebenfalls nur vermutlich scheint diese Reaktion bei den synthetischen (Fentanyl, Levomethadon) und halbsynthetischen (Oxycodon, Buprenorphin) Opioiden seltener aufzutreten.

Opioide können allerdings auch bei der Behandlung der Luftnot bei fortgeschrittenen Lungenerkrankungen eingesetzt werden (ausführlicher beschrieben in Abschn. 3.3.1.3).

Bei einem obstruktiven Schlafapnoesyndrom (OSAS) können Opioide auch schon in relativ niedriger Dosierung die Symptomatik verstärken – eigentlich (vor allem bei einem unbehandelten OSAS) sollten Opioide nicht eingenommen werden. Nicht-Opioide können eingesetzt werden.

6.19 Wie oder wo erhalte ich weitere Informationen zu der Behandlung meiner Schmerzen?

Schriftliche Empfehlungen und Ratgeber für Patienten:

Bopp A, Herbst V. Handbuch Medikamente. Vom Arzt verordnet. Für Sie bewertet. Stiftung Warentest: Berlin. 2013

Gaul C, Totzeck A, Guth AL. Patientenratgeber Kopfschmerzen und Migräne. 4. Auflage AWB Wissenschaftsverlagsgesellschaft 2020

Nobis HG, Rolke R, Graf-Baumann T. Schmerz eine
Herausforderung.3. Auflage. Springer Berlin. 2020

Selbsthilfegruppen:

SchmerzLOS e. V. (www.schmerzlos-ev.de)
Migräne Liga e. V. (www.migraeneliga.de)
Deutsche Fibromyalgie Vereinigung (DFV) e. V. (www.
  fibromyalgie-fms.de)
Deutsche Rheuma-Liga Bundesverband e. V. (www.
  rheuma-liga.de)

Literatur

Attal N. Pharmacological treatments of neuropathic pain: the latest recommendations. Revue Neurol. 2019;175:46–50.

Attal N, de Andrade DC, Adam F, Ranoux D, Teixeira MJ, Galhardoni R, Raicher I, Üceyler N, Sommer C, Bouhassira D. Safety and efficacy of repeated injections of botulinum toxin A in peripheral neuropathic pain (BOTNEP): a randomized, double-blind, placebo-controlled trial. Lancet Neurol. 2016;15:555–65.

Beubler E. Kompendium der medikamentösen Schmerztherapie. 6. Aufl. Berlin: Springer; 2016.

Da Costa BR, Reichenbach S, Keller N, Nartey L, Wandel S, Jüni P, Trelle S. Effectiveness of non-steroidal antiinflammatory drugs for the treatment of pain in knee and hiposteoarthritis: a network meta-analysis. Lancet. 2017;8:e21–33.

Häuser W, Bock F, Hüppe, M Nothacker M, Norda H, Radbruch L, Schiltenwolf M, Schuler M, Tölle T, Viniol A, Petzke F. Empfehlungen der zweiten Aktualisierung der Leitlinie LONTS. Schmerz. 2020;34(3):204–44.

© Der/die Herausgeber bzw. der/die Autor(en), exklusiv lizenziert an Springer-Verlag GmbH, DE, ein Teil von Springer Nature 2022
A. Schwarzer und C. Maier, *Ratgeber Schmerzmittel*,
https://doi.org/10.1007/978-3-662-64577-2

Hindley G, Beck K, Borgan F, Ginestet CE, McCutcheon R, Kleinloog D, Ganesh S, Radhakrishnan R, D'Souza DC, Howes OD. Psychiatric symptoms caused by cannabis constituents: a systematic review and meta-analysis. Lancet Psychiatry. 2020;7(4):344–53.

Kröner-Herwig B, Frettlöh J, Nilges P, Klinger R (Hrsg.). Schmerzpsychotherapie – Grundlagen, Diagnostik, Krankheitsbilder, Behandlung. 8.Aufl. Berlin: Springer; 2016.

Maier C, Bingel U, Pogatzki-Zahn E (Hrsg.). Schmerzmedizin. 6. Aufl. München: Elsevier; 2022.

Marhofer D, Jaksch W, Aigmüller T, Jochberger S, Urlesberger B, Pils K, Maier B, Likar R, Kayer B, Wallner R, Fink P, Grögl G. Schmerztherapie in der Schwangerschaft Schmerz. 2021;35:382–90.

Petzke F, Karst M, Gastmeier K, Radbruch L, Steffen E, Häuser W. Ein Positionspapier zu medizinischem Cannabis und cannabisbasierten Medikamenten in der Schmerzmedizin. Schmerz. 2019;33:449–65.

Schmidt M, Sorensen HT, Pedersen L. Diclofenac use and cardiovascular risks: series of nationwide cohort studies. BMJ. 2018;362:k3426.

Schüning J, Maier C, Schwarzer A. Opioide bei Nicht-Tumorschmerzen. MMW Fortschr Med. 2017;159(suppl3):52–61.

Schwarzer A, Aichinger-Hinterhofer M, Maier C, Vollert J, Walther JW. Sleep-disordered breathing after opioid withdrawal: results of a prospective controlled trial. Pain. 2015;156(11):2167–74.

Sommer C, Üceyler N. Botulinumtoxin zur Behandlung von neuropathischen Schmerzen. Nervenheilkunde. 2017; 36:315–23.

Stamer UM, Erlenwein J, Freys SM, Stammschulte T, Stichtenoth D, Wirz S. Perioperative Schmerztherapie mit Nichtopioidanalgetika. Schmerz. 2021;4:265–81.

Urits I, Gress K, Charipova K, Habib K, Lee D, Lee C, Jung JW, Kassem H, Cornett E, Paladini A, Varrassi G, Kaye AD, Viswanath O. Use of cannabidiol (CBD) for the treatment of chronic pain. Best Pract Res Clin Anaesthesiol. 2020;34(3):463–77.

Zenz M, Schwarzer A, Willweber-Strumpf A. Taschenbuch Schmerz. 4. Aufl. Stuttgart: Wissenschaftliche Verlagsgesellschaft; 2013.

Zernikow B. Schmerztherapie bei Kindern, Jugendlichen und jungen Erwachsenen. 5. Aufl. Berlin: Springer; 2015.

Stichwortverzeichnis

© Der/die Herausgeber bzw. der/die Autor(en), exklusiv lizenziert an Springer-Verlag GmbH, DE, ein Teil von Springer Nature 2022
A. Schwarzer und C. Maier, *Ratgeber Schmerzmittel*,
https://doi.org/10.1007/978-3-662-64577-2

Printed in the United States
by Baker & Taylor Publisher Services

Printed in the United States
by Baker & Taylor Publisher Services